Bachmann/Schleinkofer Natürlich gesund mit Kneipp

*Unser lieber Herrgott*
*hat uns mit dem Körper*
*auch die Pflicht auferlegt,*
*für diesen zu sorgen.*

*(Sebastian Kneipp)*

Dr. med. Robert M. Bachmann
German M. Schleinkofer

# Natürlich gesund mit Kneipp

Wie Sie fit und schön bleiben:
Über 50 einfache Wasser-Anwendungen
für Ihr Wohlbefinden

TRIAS

Anschrift der Autoren:

Dr. med. Robert M. Bachmann
German M. Schleinkofer
Allgäu-Clinic für Naturheilverfahren
Hahnenfeldstraße 24
86825 Bad Wörishofen

Umschlaggestaltung:
Cyclus · D+P Loenicker, Stuttgart

Umschlagphotos aus:
Praxisservice Naturheilverfahren;
Bachmann, R. M.;
Hippokrates Verlag

*Die Deutsche Bibliothek – CIP-Einheitsaufnahme*

*Bachmann, Robert M.:*
Natürlich gesund mit Kneipp : wie Sie fit und schön bleiben ; über 50 einfache Wasser-Anwendungen für Ihr Wohlbefinden / Robert M. Bachmann ; German M. Schleinkofer. – Stuttgart : TRIAS, 1997

**Wichtiger Hinweis:**

Wie jede Wissenschaft ist die Medizin ständigen Entwicklungen unterworfen. Forschung und klinische Erfahrung erweitern unsere Erkenntnisse, insbesondere was Behandlung und medikamentöse Therapie anbelangt. Soweit in diesem Werk eine Dosierung oder eine Applikation erwähnt wird, darf der Leser zwar darauf vertrauen, daß Autoren, Herausgeber und Verlag große Sorgfalt darauf verwandt haben, daß diese Angabe dem Wissensstand bei Fertigstellung des Werkes entspricht.

Für Angaben über Dosierungsanweisungen und Applikationsformen kann vom Verlag jedoch keine Gewähr übernommen werden. Jeder Benutzer ist angehalten, durch sorgfältige Prüfung der Beipackzettel der verwendeten Präparate und gegebenenfalls nach Konsultation eines Spezialisten festzustellen, ob die dort gegebene Empfehlung für Dosierungen oder die Beachtung von Kontraindikationen gegenüber der Angabe in diesem Buch abweicht. Eine solche Prüfung ist besonders wichtig bei selten verwendeten Präparaten oder solchen, die neu auf den Markt gebracht worden sind. Jede Dosierung oder Applikation erfolgt auf eigene Gefahr des Benutzers. Autoren und Verlag appellieren an jeden Benutzer, ihm etwa auffallende Ungenauigkeiten dem Verlag mitzuteilen.

Gedruckt auf chlorfrei gebleichtem Papier


Satz und Druck:
Druckhaus Götz GmbH, Ludwigsburg
(Linotype System 5 [202])

ISBN 3-89373-410-4 1 2 3 4 5 6

**Anhang**

# Zu diesem Buch

Gesundheit und Leistungfähigkeit stehen bei fast allen Menschen in unserer überwiegend leistungsorientierten Zeit auf der Wunschliste ganz oben. Ständig wächst auch die Zahl derjenigen, die erkannt haben, daß ein großer Teil der Verantwortung dafür bei uns selber liegt und daß es dringend erforderlich ist, etwas dagegen zu tun, daß die Kosten für unser Gesundheitswesen weiter ins Unbezahlbare steigen. Da Sie dieses Buch zur Hand genommen haben, gehören Sie offensichtlich zu denjenigen, die die Initiative ergreifen und diese Verantwortung auch selbst übernehmen wollen.

> Sind Sie gesund und möchten vorbeugend etwas dafür tun, daß Ihnen diese Gesundheit möglichst lange erhalten bleibt?
> Möchten Sie den kleinen, aber oft quälenden und leistungsmindernden Befindlichkeitsstörungen des Alltags mit natürlichen Mitteln wirksam begegnen?
> Oder wollen Sie Begleiterscheinungen bzw. Folgen ernster Erkrankungen besser in den Griff bekommen?

Dann ist die Kneipp-Therapie das Richtige für Sie!

Dieses Buch geht besonders auf einen der fünf Bereiche dieser Therapie ein und stellt Ihnen die Kneipp-Wassertherapie ausführlich vor.

Ganz besonderer Wert wurde dabei darauf gelegt, Ihnen die praktische Anwendung und Handhabung so klar und unmißverständlich wie möglich zu beschreiben. Dabei kommt Ihnen die große praktische Erfahrung der Autoren zugute, die sie in der langjährigen Behandlung von Patienten bzw. als Ausbilder im medizinischen Badewesen gewonnen haben.

Viele der weit über hundert Kneipp-Anwendungen sind mit einfachen Mitteln auch im Alltag und zu Hause durchzuführen. Die notwendige Sachkenntnis vermittelt dieses Buch.

Die von Sebastian Kneipp empfohlenen Übungen zur Steigerung der körperlichen Abwehrkräfte haben sich nicht nur durch empirisch gewonnene Erfahrungen bestätigt, sie sind auch durch die moderne wissenschaftliche Forschung belegt. Für Menschen, deren Gesundheitszustand in der Grauzone zwischen nicht mehr völlig gesund, aber auch noch nicht eindeutig krank liegt, bietet die Kneipp-Wassertherapie eine breite Palette zur Selbsthilfe. Schlaf- und Verdauungsstörungen, um nur zwei der sogenannten Befindlichkeitsstörungen zu nennen, lassen sich in vielen Fällen äußerst effektiv mit einfachen Kneipp-Anwendungen beheben und können somit einem übermäßigen Medikamentenverbrauch entgegenwirken.

Wasser und Bewegung als natürliche Lebensreize sind vorzüglich geeignet, dem »verkopften« Menschen unserer Tage wieder zu mehr Körpergefühl zu verhelfen. Die durch die Kneipp-Anwendungen ausgelösten Reaktionen wie Anregung, Frische oder Entspannung und wohlige Wärme, wirken im Sinne eines »Bio-Feedbacks«. Sie führen somit zu einer größeren Sensibilität für die Ausgleichs- und Regelvorgänge. Aus diesen sinnlich erlebten Erfahrungen kann eine erhöhte Bereitschaft zu gesundheitsbewußtem Verhalten oder, falls notwendig, zu einer naturgemäßen Therapieform resultieren.

Es soll nicht verschwiegen werden, daß zu manchen Kneipp-Anwendungen eine Portion Selbstüberwindung gehört. Dies trifft insbesondere auf die Übungen zur Stärkung der körpereigenen Abwehrkräfte zu. Es geht jedoch niemals um »Kaltwasserheroismus«. Wohlbefinden nach einer Kneipp-Anwendung ist das sicherste Zeichen dafür, daß sie in Art und Stärke richtig angewendet wurde.

Sie werden auch erfahren, daß die Kneipp-Wassertherapie gegenüber vielen anderen Methoden den Vorzug hat, daß sie ohne viel Aufwand und größere Kosten wirksam durchgeführt werden kann. Die meisten Anwendungen lassen sich mit ein wenig Überlegung auch zeitlich einfach in den Tagesablauf integrieren. Suchen Sie sich das für Sie Zutreffende und Passende heraus oder fragen Sie Ihren Arzt, mit welchen Anwendungen Sie seine Therapie am wirkungsvollsten unterstützen können. Und dann sollte nichts mehr Sie daran hindern, neben der Küche fortan auch Ihr Badezimmer zum häuslichen Gesundheitszentrum zu machen.

*Dr. med. R. M. Bachmann*
*G. M. Schleinkofer*

# Die Kneipp-Therapie

## Was kann die Kneipp-Therapie bewirken?

Unter *Kneipp-Therapie* versteht man ein nach ihrem Urheber, Sebastian Kneipp (1821–1897), benanntes Therapie-Konzept, das nicht nur wissenschaftlich fundiert ist, sondern auf über 100 Jahre segensreiche Anwendung zurückblicken kann. Innerhalb der Medizin (Gesamtmedizin = Schulmedizin und Naturheilverfahren) hat es zwischenzeitlich einen festen und anerkannten Platz erreicht.

Die ineinandergreifenden Einzelkomponenten, die sogenannten *Säulen,* dieses ganzheitlichen Therapiekonzeptes für den Bereich der Vorbeugung, der Nachbehandlung und der Behandlung von vielen akuten Krankheitsbildern sind:

1. Ordnungstherapie
2. Ernährungstherapie
3. Bewegungstherapie
4. Hydrotherapie (Behandlung mit Wasser)
5. Phytotherapie (Behandlung mit Pflanzen)

Die Kneipp-Therapie ist anzuwenden bei **Zivilisationskrankheiten** und den sogenannten **funktionellen Krankheitsbildern,** das heißt solche, bei denen keine oder noch keine organische Störungen und Organveränderungen nachweisbar sind. Um solche organischen Störungen und Organveränderungen auszuschließen, muß also jeder Kneipp-Behandlung eine gründliche Untersuchung und Diagnostik durch den anwendenden Arzt vorausgehen!

Die Kneipp-Therapie empfiehlt sich

1. **zur Vorbeugung** gegen Krankheiten, z. B. Erkältungen, zur Leistungssteigerung, zur Minderung der Streßanfälligkeit
2. **zur Behandlung** von
   - Herz- und Kreislaufstörungen, hohem und niedrigem Blutdruck, Durchblutungsstörungen der Arterien (AVK) und Venen (Beinvenenleiden)

- nervösen Störungen (z. B. körperliche und geistig-seelische Erschöpfungszustände bei Überlastung, Niedergeschlagenheit, depressive Verstimmungszustände, psychosomatische Erkrankungen, Schlafstörungen)
- Stoffwechselstörungen und Störungen der Drüsenfunktionen (z. B. Diabetes mellitus)
- Erkrankungen des Bewegungsapparates: Arthritis (Gelenkentzündung), Arthrose (Gelenkverschleiß), Osteoporose (Knochenentkalkung), Gicht und Weichteilrheumatismus (Polymyalgia rheumatica)
- Erkrankungen der Bauchorgane (z. B. Koliken ohne Fieber)
- Nieren-, Blasen-, Prostataerkrankungen
- Frauenkrankheiten (z. B. Periodenstörungen, chronische Entzündungen der Beckenorgane, Störungen in den Wechseljahren)
- Erkrankungen der Atemwege (chronische Entzündungszustände der Luftwege)

Nicht mehr angewendet werden dürfen Kneippsche oder sonstige naturheilkundlichen Behandlungsmethoden dort, wo schwerwiegende Infektionskrankheiten und operationsbedürftige Krankheitsbilder vorliegen. In vielen Fällen können jedoch Kneippsche Anwendungen als Hilfsmethoden wirksam eingesetzt werden (bei Fieberzuständen z. B. Wadenwickel und Serienwaschungen). Hier ist ebenfalls eine genaue Rücksprache mit dem behandelnden Arzt erforderlich. Die Kneipp-Wassertherapie kennt über 120 verschiedene Anwendungen. Die für Sie individuell richtige Auswahl sollte ein erfahrener Arzt (Badearzt, Arzt mit Zusatzbezeichnung Naturheilverfahren) treffen, und die praktische Behandlung sollte von fachkundigen Personen (Kneipp-Bademeistern) durchgeführt werden. Dies geschieht am besten im Rahmen einer **Kneipp-Kur.** Das vorliegende Buch will Ihnen mit konkreten praktischen Hinweisen behilflich sein, diese Anwendungen dann zu Hause im Bedarfsfalle oder im Sinne eines **alltäglichen Gesundheitsprogrammes** fortzuführen.

Diese Möglichkeiten der häuslichen Anwendbarkeit sind einzigartig in der Kneipp-Therapie und führen nach einer mittelfristigen Anwendung zur Besserung vieler Krankheitsbilder, Zunahme der alltäglichen Leistungsfähigkeit und einem erheblichen Anstieg der Lebensfreude und Lebensqualität!

Sie werden in diesem Buch auch manche Anwendung finden, mit der Sie ohne weiteres sofort beginnen können und die aufgrund ihrer Einfachheit ohne Schwierigkeiten richtig durchzuführen sind, z. B. Wechselfußbäder bei kalten Füßen, Wechselarmbäder bei niedrigem Blutdruck, Nackengüsse bei Verspannungen im Nacken.

Während viele Methoden und Therapieformen der heutigen modernen Medizin gegen Krankheiten bzw. deren Symptome gerichtet sind, versucht die naturgemäße Kneippsche Lebensweise Gesundheit wiederherzustellen oder dadurch zu erhalten, daß den Krankheiten der Boden entzogen wird, auf dem sie wachsen können.

Wie durch die Erfahrung vieler hunderttausend Patienten belegt ist, läßt sich **Gesundheit als wesentlicher Teil der Lebensqualität** dadurch weitestgehend bewahren. *(Es ist nicht nur die Frage, wie alt wir werden, sondern wie wir alt werden.)*

> *Gesundheit ist nicht alles, aber ohne Gesundheit ist alles nichts.*
> (Schopenhauer)

Sog. **Verschleißerscheinungen** (z. B. am Bewegungsapparat, Herz-Kreislauf-System) können kaum rückgängig gemacht werden, die tägliche Praxis zeigt jedoch, daß man durchaus die Gangart des Verschleißes verlangsamen, schmerzhafte Begleiterscheinungen (Entzündungen, Verspannungszustände usw.) lindern und Restfunktionen erhalten und verbessern kann.

Ein überragender Effekt Kneippscher Gesundheitspflege ist mit dem früher verwendeten Begriff der **Abhärtung** gekennzeichnet. Die moderne Medizin konnte nachweisen, daß durch alle Einzelkomponenten (= 5 Säulen der Kneipp-Therapie), besonders aber durch die Wasseranwendungen, die **Streßtoleranz** ganz allgemein erheblich erhöht wird: Schädliche Streßreize werden vom körperlichen, geistigen und seelischen Gesamtsystem besser vertragen! Das Immunsystem wird kräftiger, die allgemeine Abwehrkraft sowohl gegen Umweltreize (z. B. Wetter) steigt ebenso wie die Kraft, sich mit Infektionsträgern (Bakterien, Viren) erfolgreich auseinanderzusetzen. Weder Naturheilkunde noch Schulmedizin vermögen derzeit die Ursache von Krebsgeschehen nachweislich in der Entstehung zu verhindern.

Jeder Mensch, ob nun schwerkrank oder gesund, kann jedoch eine relative **Verbesserung der Abwehrfähigkeit und Lebensqualität** durch die Kneipp-Therapie, insbesondere durch individuell ausgewählte Wasseranwendungen erreichen.

## Die fünf Säulen der Kneipp-Therapie

### Ordnungstherapie

Dauernde **Unterforderung** (Reizarmut) führt zur Schwächung des Organismus, dauernde **Überforderung** zur Erschöpfung. Beide Situationen bilden einen idealen Nährboden für zahlreiche (Zivilisations-)-Krankheiten. Der Wechsel zwischen Aktivität (Lebensreiz) und nachfolgender Ruhezeit (Reiz – Reizbeantwortung = Reaktion) ist eines der Kriterien für Leben, also ein wesentliches Lebensordnungsprinzip. Die auf den Körper oder die Psyche einwirkende **Reizstärke** ist wichtig und muß sich an der jeweiligen Belastbarkeit des Menschen orientieren. Sie soll nicht zu klein und darf nicht zu groß sein.

Fast alle lebenswichtigen Funktionen des menschlichen Körpers laufen in **Rhythmen** ab, z. B. die Atmung (ca. 16mal/min), die Herztätigkeit (ca. 50–100mal/min), die Verdauung (Peristaltik = Darmbewegungen), Schlaf/Wachsein, Leistung/Erholung. Man spricht von der *Chronobiologie* des Menschen. Diese Rhythmen sorgen, solange sie ausgeglichen sind, für gesundheitliche Stabilität. Werden sie jedoch durch andauernde schädliche äußere Einflüsse (z. B. ungesunde Lebensweise) durcheinandergebracht, überwiegt z. B. die Phase der Leistung und ist die Zeit der Erholung zu kurz, so droht Krankheit.

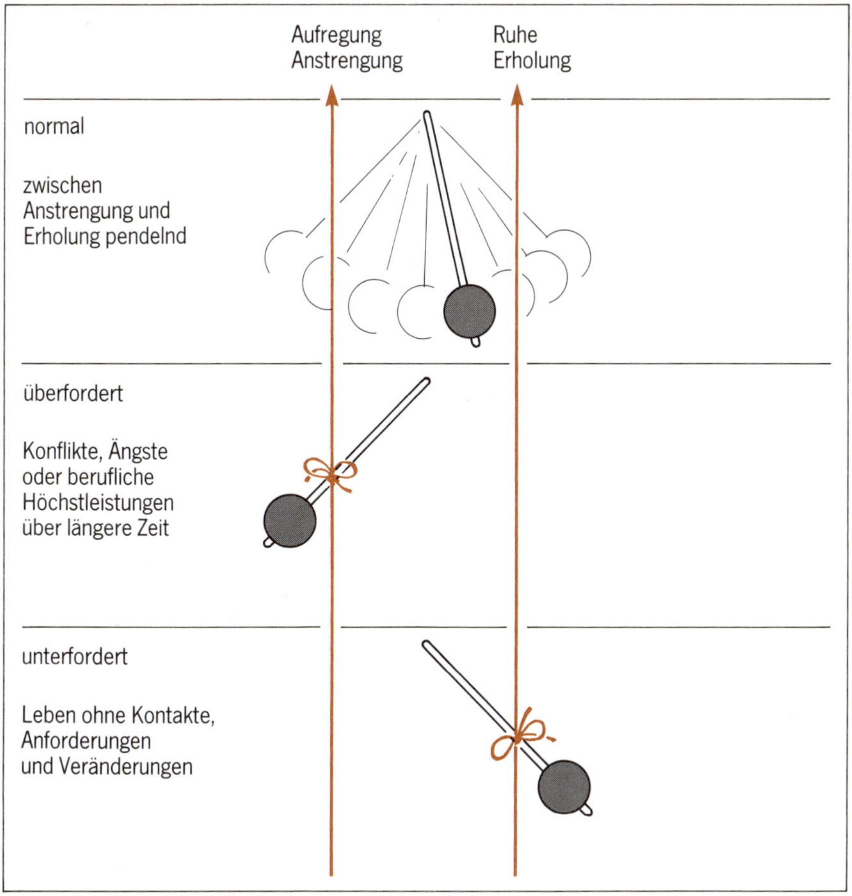


Die Ordnungstherapie ist somit ein den anderen therapeutischen Prinzipien *übergeordnetes,* sie übergreifendes System, welches in enger Nachbarschaft zur Psychosomatik zu sehen ist. Beispiele einer zeitordnenden, zur Ruhelage und Beruhigung hinführenden Therapie sind Autogenes Training, Yoga, Atemtherapie sowie bestimmte Meditationsformen und z. B. auch Ausdauertraining. Diese Methoden können daher auch hervorragend in ein Kneippsches Konzept eingebaut werden.

## Ernährungstherapie

*Wie die Ratten nur die gefülltesten Speicher heimsuchen, so die Krankheiten und Komplikationen die überfütterten Menschen.*
(Diogenes, 412–323 v. Chr.)

Die Ernährungstherapie soll unter spezieller Berücksichtigung vorhandener ernährungsabhängiger Krankheiten (z. B. Gicht, Diabetes mellitus, Übergewicht, Fettleibigkeit) den **Stoffwechsel entlasten** und in einer zeitgemäßen Vollwertkost dem Körper alle notwendigen Nahrungsbestandteile in der richtigen Zusammensetzung und nach schonender Zubereitung zuführen. Dadurch ist die Versorgung des Körpers mit Mineralien, Spurenelementen und Vitaminen gewährleistet. Genußgifte sollen weitestgehend ausgeschaltet, ggf. nicht überdosiert werden. Insbesondere sollte in unmittelbarem zeitlichen Zusammenhang mit einer Anwendung (davor oder danach) darauf verzichtet

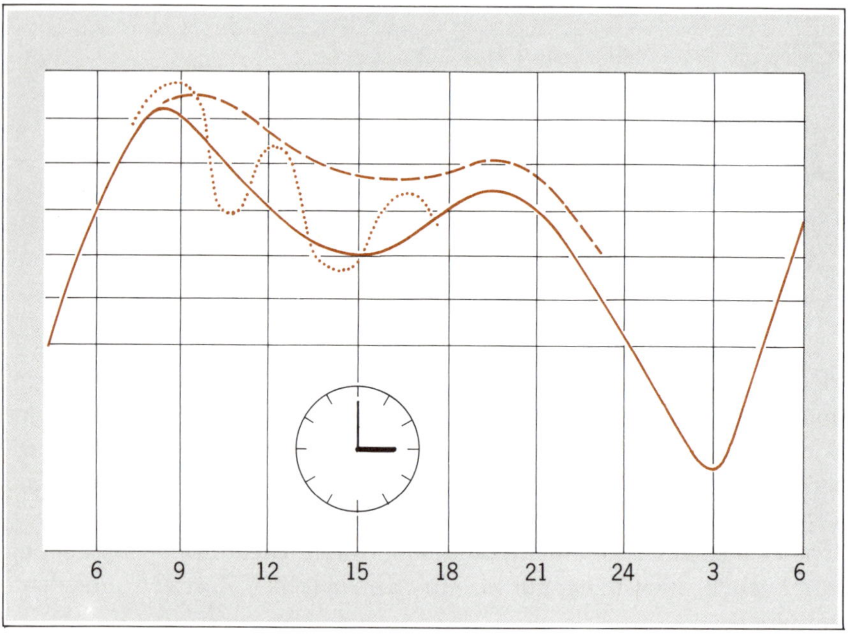


Vollwertkost hebt die Leistungskurve (– – –), falsche Ernährung senkt sie (——). Zu viel Zucker, Süßigkeiten etc. führen zu starken Schwankungen in der Leistungskurve (------).

werden, da die positiven Reaktionen beeinflußt bzw. gestört werden. Zeitweilige Entlastung des Stoffwechsels durch Fasten, Obst-, Reis-, fleischlose Tage verbessert die allgemeine Abwehr, wirkt krankheitsvorbeugend und stärkt die Psyche.

## Bewegungstherapie

Sie soll aktiv dem krankmachenden **Bewegungsmangel** entgegenwirken (z. B. durch Ausdauersport wie Gymnastik, Wandern, Radfahren, Schwimmen). Passiv können beispielsweise Massagen **Verspannungszustände** lösen oder gezielt bestimmte Organe in ihrer Leistungsfähigkeit verbessern (z. B. durch Reflexzonentherapie, Bindegewebsmassage).

## Hydrotherapie

Wasser als Träger von Temperatur-, chemischen, mechanischen oder elektrischen Reizen soll den Organismus zu sinnvollen positiven, ordnenden und somit heilenden Reaktionen veranlassen. Ziel der Behandlung ist es, das körperliche und geistig-seelische Gleichgewicht zu festigen und damit die allgemeinen Abwehrkräfte zu stärken.

## Phytotherapie

Die heutige Pflanzenheilkunde ist weder identisch mit Homöopathie noch verherrlicht sie unkritisch Großmutters Kräutergarten. Sie soll zur **Einsparung von Medikamenten** (z. B. bei Psychopharmaka, Schmerz-, Schlaf- und Abführmitteln) führen, ohne Verzicht auf diese modernen Arzneimittelzubereitungen, wenn diese dringend erforderlich sind. Außerdem bietet sie in Form von **Bade- und Inhalationszusätzen** oder **Dämpfen** mit Wirkung über die Haut (Schleimhaut) bzw. die Lunge (Bronchien) eine nebenwirkungsarme bzw. -freie Alternative. Gezielt angewandt können auch Organe gekräftigt und stabilisiert (Herz/Weißdorn) oder entlastet werden.

Wenn Sie nach diesem kurzen Überblick über die fünf Säulen der Kneipp-Therapie mehr dazu wissen möchten, finden Sie im Anhang weiterführende Literatur. Dieses Buch beschreibt im folgenden die Wassertherapie und bietet Ihnen eine Auswahl von Anwendungen an, die fast alle den Vorteil haben, daß sie einfach und mit wenig Aufwand auszuführen sind. Sie haben damit ein hervorragendes Mittel in der Hand, sich bei den alltäglichen Befindlichkeitsstörungen schnell und wirksam selbst zu helfen.

Wenn Sie gesund sind und sich entschlossen haben, die Anwendungen zur Vorbeugung bzw. Gesunderhaltung durchzuführen, ist eine vorherige ärztliche Untersuchung nicht unbedingt erforderlich. Wenn Sie jedoch bestehende Erkrankungen mit Kneipp-Anwendungen behandeln wollen, sollten Sie unbedingt Ihren Arzt zu Rate ziehen. In diesem Fall ist es evtl. auch sinnvoll, wenn Sie zunächst eine Kneipp-Kur unter der Leitung eines erfahrenen Kneippkurarztes in einem Kneipp-Heilbad durchführen und das dort Erlernte dann zu Hause fortführen. Auch hierfür gibt das vorliegende Buch wertvolle Hinweise.

Wenn Ihr Arzt Ihnen »Kneippen« empfohlen hat, ohne sich näher zu äußern, gehen Sie mit diesem Buch zu ihm und fragen ihn, welche Anwendungen für Ihren Zustand am geeignetsten sind.

# Die Kneippschen Wasseranwendungen

Die hydrotherapeutischen Anwendungen (= Wassertherapie) verstärken die Stabilität und die Regulationsfähigkeit von Kreislauf und Nervensystem. Sie verbessern somit die meisten sog. »funktionellen« Krankheitsbilder, psychovegetative Erschöpfungszustände (Revitalisierung) und vermögen ggf. Organstörungen zur Abheilung zu bringen oder zu verhindern.

Es werden meist Wasserreize nach einem bestimmten Schema und genau dosiert verabreicht, wobei selbst beim kalten Wasser nie die bloße Kälteentwicklung das Ziel der Bemühungen ist, sondern immer das Erreichen körpereigener Wärme bzw. Regulierungen im Wärmehaushalt (z. B. wichtig bei rheumatischen Erkrankungen, niedrigem Blutdruck, Infektanfälligkeit).

## Die Bedeutung der Reize

Für die **Reizstärke** gilt:

- kleine Reize entfachen die Lebensfunktionen
- gut dosierte, mittlere Reize kräftigen/fördern
- übergroße Reize schaden

Warmes Wasser hat primär einen beruhigenden Effekt (z. B. warmes Wannenbad oder der Heusack). Bei Übertreibung (zu hohe Temperatur oder zu lange Badedauer) kann es jedoch auch die gegenteilige Wirkung haben (Aufgeregtheit, Nervosität, Schlaflosigkeit). Befindet sich der Körper in einem wenig belastbaren oder unterkühlten Zustand, so werden meist Wechselanwendungen gewählt.

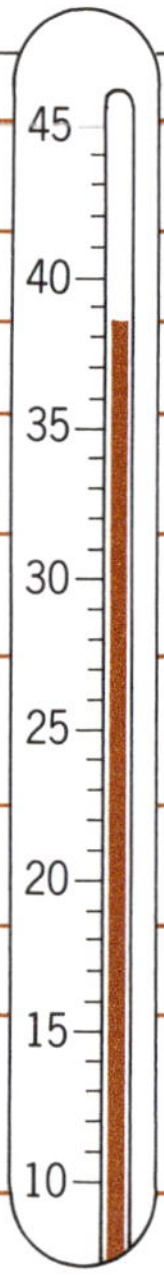


| | | |
|---|---|---|
| 42–45 °C | sehr heiß | sehr starker Reiz |
| 39–41 °C | heiß | starker Reiz |
| 36–38 °C | warm | schwächerer Reiz |
| 32–35 °C | indifferent | Bereich der äußeren Körpertemperatur am Rumpf kein Reiz |
| 31–28 °C | lauwarm | zu geringer Reiz, therapeutisch nicht verwendbar |
| 23–27 °C | kühl | mäßiger Reiz |
| 19–22 °C | temperiert | starker Reiz |
| 16–18 °C | kalt | stärkerer Reiz |
| 10–15 °C | sehr kalt | sehr starker Reiz |

**Grundprinzipien** der hydrotherapeutischen Anwendungen und die Voraussetzung für eine positive Reaktion bzw. Regulation sind:

1. Akute Krankheitsprozesse erfordern eher Kaltreize, chronische sind besser durch Warmreize zu behandeln.
2. Wohlbefinden als wichtigster Parameter nach einer richtig dosierten Wasseranwendung (Gegenbeispiele einer Fehlreaktion: Herzklopfen nach einem Vollbad und bei niedrigem Blutdruck, anhaltendes Kältegefühl nach einer kalten Anwendung auf eine kalte Haut!).
3. Jeglicher Kaltreiz darf nur am warmen Körper und auf warmer Haut verabreicht werden (ggf. Vorerwärmung, aktiv durch Bewegung oder passiv durch warmes Wasser).
4. Nach jeder Anwendung ist die Wiedererwärmung wichtig, aktiv durch Bewegung bzw. passiv durch Bettwärme.
5. Keine Anwendung unmittelbar vor oder nach den Mahlzeiten (Zeitabstand mindestens 30 Minuten!) – ausgenommen verdauungsfördernde Maßnahmen.

Die **Tageszeit** für die jeweiligen Anwendungen

| bevorzugte Zeit | Anwendung |
|---|---|
| morgens/früh im Bett | z. B. Ganzwaschung, Wickel, Heusack |
| Vormittag/später Vormittag | Güsse/Bäder |
| früher Nachmittag | Teilbäder (z. B. an Arm, Fuß) |
| Spätnachmittag | ggf. Schwimmen |

Je weiter von der Körpertemperatur (ca. 37 °C) nach oben oder unten entfernt, je größer die behandelte Körperfläche und je länger die Dauer der Anwendung, desto stärker ist der zu verarbeitende Reiz für den Organismus. Auch die gewählte Tageszeit spielt wegen der wechselnden Körpertemperatur eine Rolle.

Genaue Angaben siehe bei der Darstellung der einzelnen Anwendungen – im übrigen wie jede Anwendung nach ärztlicher Verordnung!

Die **körperliche Verfassung** (Konstitution) ist bei der Stärke der Anwendungen zu berücksichtigen:

- Schlanke, schmalwüchsige Menschen (Astheniker) sind meist stärker wärmebedürftig. Hier werden Teilbäder und kürzere, kleinere, temperierte Anwendungen bevorzugt.
- Körperlich starke Menschen (sog. Athletiker) sind häufig kälte- und wärmesensibler als erwartet. Hier werden meist temperierte Anwendungen ohne extreme Warm- oder Kaltreize gut vertragen.
- Vollblütige eher untersetzte Menschen (Pykniker, Plethoriker) vertragen meist kräftige, größere Kaltanwendungen. Häufig verlangen sie intuitiv danach.

Nachstehend seien Ihnen noch die Gegenstände und Hilfsmittel genannt, die Sie neben diesem Buch ständig oder häufig zur praktischen Durchführung der Anwendungen benötigen.

**Was Sie sicher schon im Haus haben:**

- Große Badehandtücher,
- Bade- oder Duschhaube,
- Badematte, am besten aus Frottee (Unterlagen für die Füße),
- kleines Tischchen, Hocker, Schemel,
- Schüsseln oder Wannen, am besten aus Plastik,
- Wassertopf (Fassungsvermögen 2 bis 5 Liter) mit Deckel,
- Topfuntersatz aus Holz oder Kork,
- Holzrost, größer als der Durchmesser des Wassertopfes,
- Topflappen.

Falls Sie das eine oder andere nicht im Haushalt haben, können Sie es in Haushaltswarengeschäften oder Kaufhäusern bekommen.

**Was Sie anschaffen müßten:**

- Kneipp-Gießschlauch, 1,5 m lang, ¾ Zoll stark mit zusätzlicher Armatur oder Gießhandstück als auswechselbarer Duschaufsatz (Sanitärfachgeschäfte)
- Lattenrost aus Holz oder Kunststoff für Bade- oder Duschwanne (Fachhandel für medizinische Artikel)
- Bürste (mit langem abnehmbarem Stiel), am besten aus nicht zu harter Naturfaser (Drogerien, Apotheken, Fachhandel für medizinische Artikel)
- Wasserthermometer (Apotheken, Drogerien)
- 2 Fußbadewannen aus Plastik oder 2 große Eimer (Fachhandel für medizinische Artikel bzw. Haushaltswarengeschäfte)
- Tücher für den Wadenwickel: 2 Leintücher, 30×70 cm, 2 Baumwolltücher, 34×70 cm, 2 Wolltücher, 32×70 cm. (Sie bekommen in Apotheken alle Tücher als »Kneipp-Wadenwickel«.)
- Tücher für den Brustwickel: Leintuch, 40×190 cm, Baumwolltuch, 48×190 cm, Wolltuch, 44×190 cm. (Sie bekommen in Apotheken alle Tücher als »Kneipp-Brustwickel«.)

**Übersicht der Reizstärken von Wasseranwendungen**

| | |
|---|---|
| Reizstärke I<br>(schwache Reize) | Teilwaschungen<br>Teilbäder<br>Wechselteilbäder<br>kleine Güsse |
| Reizstärke II<br>(mittlere Reizstärke) | Ganzwaschung<br>Trockenbürsten<br>Wassertreten<br>Halbbad kalt<br>Halbbad mit kalter Abgießung<br>temperaturansteigende Teilbäder<br>(33–39 °C in 10–15 min)<br>Wechselgüsse<br>kleinere und mittlere Wickel (Kurzwickel) |
| Reizstärke III<br>(reizstark) | kalte Güsse<br>Lumbalguß heiß<br>heiße Blitzgüsse<br>Dreiviertel-, Vollbäder, mit kalter Abgießung<br>temperaturansteigende Teilbäder<br>(33–42 °C in 20–25 min)<br>Wechselsitzbad<br>große Wickel (Ganzwickel)<br>Heusack<br>Leibauflagen |

Die Reizstärken werden im Folgenden mit Wassertropfen symbolisiert.

Bitte beachten Sie stets die folgenden wenigen **Grundregeln der Kneipp-Wasseranwendungen:**

- Keine Anwendungen kurz vor oder nach dem Essen oder körperlichen Anstrengungen (Zeitabstand mindestens 30 Min.)
- Keine Kaltanwendungen auf kalte Haut und/oder in einem kalten Raum (Temperatur mindestens 18 °C)
- Vor und nach Anwendungen nicht rauchen
- Sprechen Sie mit Ihrem Arzt, wenn Sie bei bestehenden Erkrankungen mit der Hydrotherapie beginnen wollen.

Und nun viel Spaß und viel Erfolg beim »Kneippen«!

## Übungen zur Krankheitsvorbeugung (Abhärtung) und Behandlung

*»Ich möchte wissen, welche Krankheit in eine verweichlichte Natur nicht leicht eindringen kann, während eine abgehärtete Natur sich nicht das Geringste daraus macht. Die Verweichlichung, behaupte ich, öffnet Thür und Thor für viele Krankheiten.«*

Sebastian Kneipp, Mein Testament, 1895

Bestimmte, vornehmlich kleine Übungen können die allgemeine Widerstandskraft des Körpers und der Seele anheben und die Gesundheit schützen.

Durch diese Anwendungen wird die Durchblutung der Haut angeregt, auf reflektorischem Wege auch die der inneren Organe. Es kommt dadurch zu einer Verbesserung der Organleistung und somit des gesamten Organsystems. Das vegetative Nervensystem wird stabilisiert und ist gegen übergroße Reize (Streß) nicht so empfindlich. Die Stimmungs- und Gemütslage wird mittelfristig angehoben und wesentlich verbessert: die Lebensfreude steigt. Auch hier gilt es herauszufinden und zu *tun*, was gut bekommt und Freude macht.

Für Wasserscheue eignet sich das Trockenbürsten, Sonnenhungrige müssen lernen, die richtige Reizdosis herauszufinden, andere wiederum sind geradezu süchtig nach der täglichen Wechseldusche mit kühlem, erfrischendem Abschluß. Während einer anstrengenden Konferenz läßt sich ein kalter Unterarmguß, ein erfrischender Wasserschwall in das Gesicht oder eine Benetzung der Unterschenkel einfach ausführen und in der Wirksamkeit leicht überprüfen.

Die auf den folgenden Seiten dargestellten Übungen empfehlen sich zum Einbau in den Tagesablauf wie das Zähneputzen.

*Wenig mit Freude getan, ist mehr als viel, das man meidet!*

## Luftbad

**Anzuwenden bei (Indikationen):**
Infektanfälligkeit
Morgenmüdigkeit
depressiver Stimmungslage
Nervosität
vegetativer Unausgeglichenheit

**Vorsicht bei/nicht geeignet bei (Kontraindikationen):**
Frieren
Frösteln

**Wirkung:**
Verbesserung der allgemeinen Immunitätslage (Abhärtung)
vegetativ stabilisierend, entspannend, harmonisierend
stoffwechselanregend
mild kreislaufanregend

**Was wird dazu benötigt?**
ca. 5–10 Min. Zeit
ggf. warme Socken

**Besondere Bemerkungen:**
Das Innenluftbad am besten morgens nach dem Aufstehen (beim Rasieren, Bettenmachen, Aufräumen der Wohnung) nehmen.
Beim Freiluftbad in bewegter Luft (z. B. während der Gartenarbeit) vor Auskühlung (und ggf. neugierigen Nachbarn bzw. Passanten) in Acht nehmen!

**Vorgehen/Technik:**
- Innenluftbad: anfangs bei geschlossenem, später bei geöffnetem Fenster
- man bewegt sich ca. 5–10 Min. unbekleidet im Zimmer (je kälter die Luft um so kürzer die Anwendung)
- gelegentlich die Haut mit der flachen Hand reiben
- möglichst begleitende gymnastische Übungen der Wirbelsäule sowie der Arm- und Beingelenke
- abschließend Trockenbürsten
- auf gute Wiedererwärmung achten!

## Trockenbürsten der Haut

**Anzuwenden bei (Indikationen):**
hohem Blutdruck
niedrigem Blutdruck
Verhornungsschäden der Haut
leichten Krampfadern
»Wasserscheu«

**Vorsicht bei/nicht geeignet bei (Kontraindikationen):**
Akne, entzündlichen Hautkrankheiten, Hautverletzungen
entzündeten Krampfadern einschließlich Beingeschwüren (Beine aussparen!)
nervöser Übererregbarkeit
überstarker Körperbehaarung
Schlafstörungen bei nervösen Menschen (am Abend evtl. zu starker »Wachreiz«)

**Wirkung:**
hauterneuernd, -regenerierend, -tonisierend (Kosmetik!)
hautstoffwechselanregend und entschlackend
durchblutungsfördernd (örtlich und allgemein), reflektorisch auf die Organe
psychisch aktivierend, anregend, wohltuend, leistungssteigernd
blutdruckregulierend (hoher sinkt, niedriger steigt!)
abhärtend, infektvorbeugend; vegetativ stabilisierend
herzentlastend; belebend

**Was wird dazu benötigt?**
Bürste (Naturfaser, Sisal) mit Schlaufe oder Handgriff und langem abnehmbarem Stiel oder rauhes Handtuch
5 Min. Zeit

**Besondere Bemerkungen:**
Besonders geeignet für morgens sofort nach dem Aufstehen (»Morgenmuffel«)
Am besten vor offenem Fenster bzw. nach Lüftung ausführen
Druck herzwärts verstärken!
Bei abendlicher Anwendung können Einschlafstörungen auftreten.

**Vorgehen/Technik:**

1. *Unterkörper:*
- rechter Fußrücken, Fußsohle (!)
  rechter Unterschenkel (kreisförmig)
  rechter Oberschenkel,
  erst Außenseite, dann Innenseite
- linker Fußrücken, Fußsohle (!)
  linker Unterschenkel (kreisförmig)
  linker Oberschenkel,
  erst Außenseite, dann Innenseite
- Gesäß

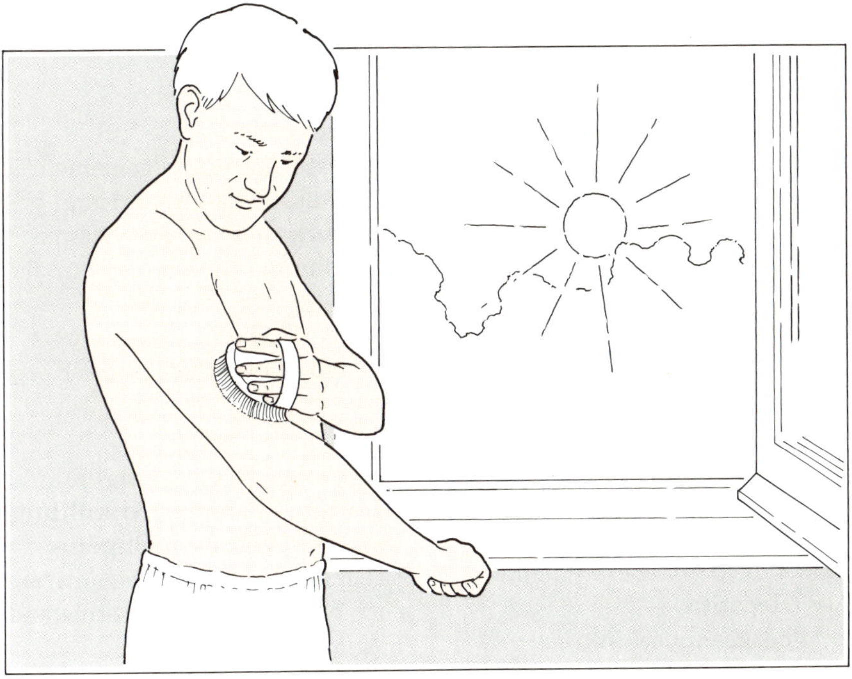

2. *Oberkörper:*
- rechter Handrücken
  Arm, erst Außenseite (in Längsrichtung), dann Innenseite
- linker Handrücken
  Arm, erst Außenseite (in Längsrichtung), dann Innenseite
- Brust zum Brustbein hin
- Bauch im Uhrzeigersinn
- Nacken zur Schulter hin
- Rücken oben
- Rücken unten

3. *Gesicht* (besonders weiche Bürste!)

*Dauer:* bis leichte Rötung der Haut eintritt
*Danach* ggf.:
Kalte Abwaschung
Schneeabreibung
Einölen der Haut
Gymnastik, Bewegung

## Lichtbad/Sonnenbad

**Anzuwenden bei (Indikationen):**
allgemeiner Abwehrschwäche
Schuppenflechte (Psoriasis vulgaris)
schlecht heilenden – auch infizierten – Hautwunden

**Vorsicht bei/nicht geeignet bei (Kontraindikationen):**
akutem Ekzem
Lungen-Tbc
Sonnenallergie
entzündlichen Lebererkrankungen (Hepatitis)
Schilddrüsenüberfunktion
gleichzeitiger Einnahme von Medikamenten, die die Photosensibilität fördern
vegetativer Übererregung
Pigmentmangel
Herzentzündungen
akuten entzündlichen Gelenkerkrankungen
Magen-Zwölffingerdarm-Geschwüren und Schleimhautentzündungen

**Was wird dazu benötigt?**
ausreichend Flüssigkeit
Sonnenschutz (Cremes mit Filter, Kopfbedeckung) ggf. Hautschutzöle

**Wirkung:**
Verbesserung der allgemeinen Immunitätslage (Abhärtung)
stoffwechselanregend (Vitamin D-Bildung!), insbesondere für die Haut
bei Übertreibung wächst die Krankheitsbereitschaft des Körpers

**Besondere Bemerkungen:**
**Nie ohne langsame Abkühlung in kaltes Wasser springen** – Lebensgefahr wegen vegetativer Gegenreaktionen! (Herzstillstand möglich)
Vorsicht an der See und im Gebirge wegen Strahlungsverstärkung durch Reflexionen
Bei Fieber/»Hitzschlag« (Wärmestau) schonende Abkühlung durch Schatten, Oberkörperwaschung, Unterkörperwaschung und Flüssigkeitszufuhr
Bei Sonnenstich (Reizung der Nervenzellen von Gehirn und Rückenmark) schonende Abkühlung und *ärztliche Hilfe erforderlich!*

**Schädigungen durch vernünftige, gut dosierte Anwendung vorbeugen!**

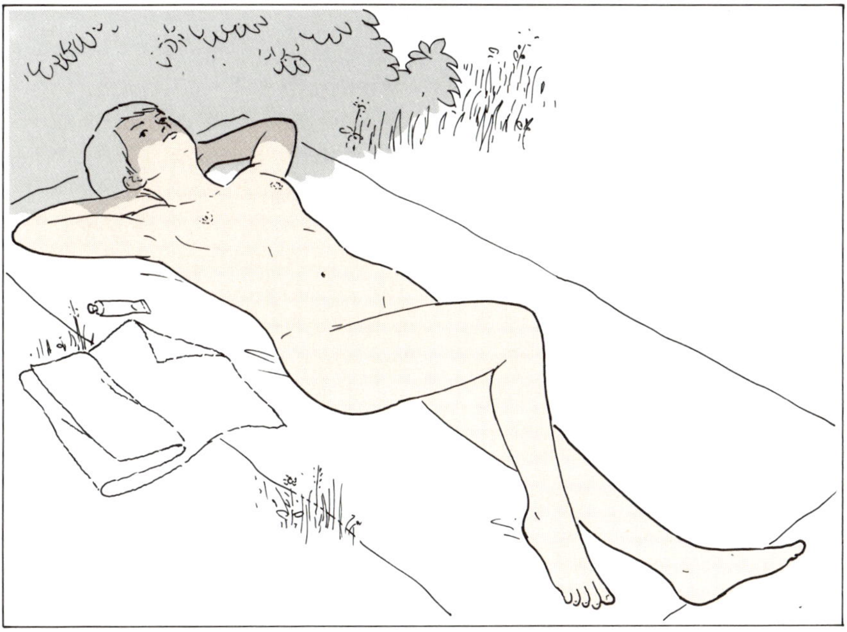

**Vorgehen/Technik:**

- auf natürlichen Sonnenschutz (Bäume, Sträucher) achten, ggf. Körperteile wechselnd bedecken
- langsame Steigerung der Besonnungszeit (anfangs 2 × 12 Min. pro Tag)
- zur Abkühlung ggf. durch kühles Bad, Brause, Waschung, Guß etc. unterbrechen – *langsame Abkühlung siehe oben!*
- ausgetrocknete Haut einfetten (Hautschutzöle)

## Wassertreten

ausgleichend: beruhigt am Abend, erfrischt am Tage

**Anzuwenden bei (Indikationen):**
Einschlafstörungen
leichten arteriellen Durchblutungsstörungen (AVK I)
Venenleiden der Beine
venösen Durchblutungsstörungen der Beine, Zustand nach Thrombophlebitis
Störungen der Wärmeregulation
Infektanfälligkeit
Neigung zu hohem Blutdruck
Herzneurose, funktionelle Stenokardien
Sudeck Stadium I der Beine
»heißem Kopf«
gefäßbedingten Kopfschmerzen
Benommenheit
Wetterfühligkeit
vermehrtem Fußschweiß

**Vorsicht bei/nicht geeignet bei (Kontraindikationen):**
Menstruation
Harnwegsinfekten, Blasen- und Nierenkrankheiten
Unterleibsinfektionen bei der Frau
arterielle Durchblutungsstörungen schwereren Grades (AVK Grad II–IV)
Frösteln, Frieren
Kältegefühl an den Beinen, kalten Füßen

**Wirkung:**
venenkräftigend, den venösen Rückstrom fördernd
entstauend
nachfolgend (reaktiv) erwärmend, durchblutungsfördernd (hyperämisierend)
infektvorbeugend bei regelmäßiger Anwendung (abhärtend)
schlaffördernd am Abend
beruhigend
stoffwechselanregend

**Was wird dazu benötigt?**
Wassertretbecken/Badewanne oder
großer Eimer/Bottich oder
seichter Uferstreifen/Bach/Stadtbrunnen/Meeresstrand (Das Wasser soll bis handbreit unter das Knie reichen.)
ca. 10 Min. Zeit (einschließlich Aus- und Ankleiden)

**Besondere Bemerkungen:**
Auskühlung vermeiden
Wiedererwärmung muß eintreten (durch warme Strümpfe im Bett oder am Tage durch Bewegung)
Nie gleichzeitig mit Armbad anwenden!
Am besten während des Spazierganges und unbedingt nur mit warmen Füßen!

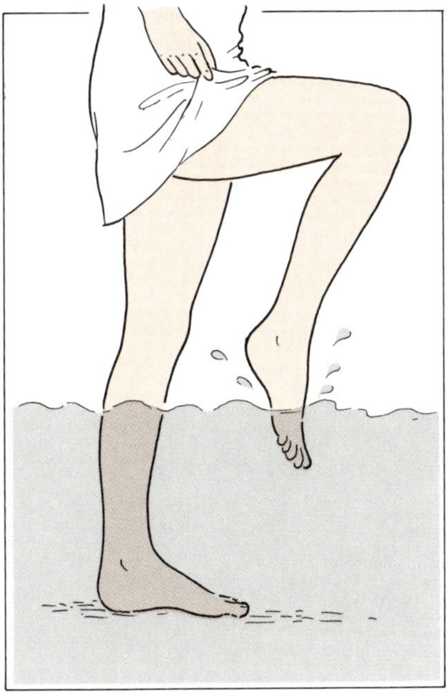

**Vorgehen/Technik:**

- Hosenbeine/Rock hochhalten
- »Storchengang« (d. h. man hebt bei jedem Schritt ein Bein aus dem Wasser heraus)
- auch im Sitzen möglich (!)
- *Dauer* je nach Wassertemperatur ca. ½– 1 Minute, aufhören, wenn schneidender krampfartiger Schmerz eintritt!
- Wasser abstreifen, sofort Schuhe und Strümpfe anziehen
- Wiedererwärmung durch Laufen oder im Bett (abends zur Schlafförderung)

## Taulaufen

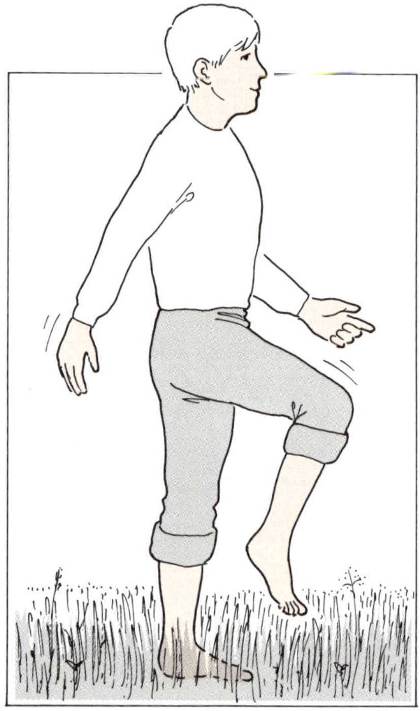

**Anzuwenden bei (Indikationen):**
leichten arteriellen Durchblutungsstörungen (AVK I)
Venenleiden der Beine
Morgenmüdigkeit (»Morgenmuffel«)

**Vorsicht bei/nicht geeignet bei (Kontraindikationen):**
Menstruation
Harnwegsinfekten, Blasen- und Nierenkrankheiten
Unterleibsinfektionen bei der Frau
Ischiasnervenschmerzen
Frieren, Frösteln
kalten Füßen
arterieller Verschlußkrankheit (AVK) Grad II–IV

**Wirkung:**
durchblutungsfördernd
Kräftigung der Fuß- und Unterschenkelmuskulatur
venenkräftigend
vegetativ stabilisierend
infektvorbeugend (abhärtend)

**Was wird dazu benötigt?**
taufeuchter Rasen
Überwindung!
ca. 10 Min. Zeit

**Besondere Bemerkungen:**
Auskühlung vermeiden.
Auf Wiedererwärmung (im Bett, durch warme Strümpfe oder am besten durch Bewegung) achten.

**Vorgehen/Technik:**
- Mit (bett)warmen Füßen mehrere Minuten (maximal 5 Min.) durch taufeuchtes Gras laufen.
- Beenden, wenn schneidender Schmerz eintritt.

## Schneegehen

**Anzuwenden bei (Indikationen):**
chronischen Kopfschmerzen
Infektanfälligkeit
Abgeschlagenheit, Müdigkeit
vermehrtem Fußschweiß

**Vorsicht bei/nicht geeignet bei (Kontraindikationen):**
Frieren, Frösteln
kalten Füßen
Menstruation
Unterleibsinfektionen bei der Frau
Harnwegsinfekten, akuten Blasen- und Nierenerkrankungen
arterielle Durchblutungsstörungen schwereren Grades (AVK Grad II–IV)

**Wirkung:**
kreislaufanregend
erfrischend
durchblutungsfördernd

**Was wird dazu benötigt?**
frisch gefallener, weicher Schnee
Frotteehandtuch
warme Wollsocken
3 Min. Zeit
Überwindung

**Besondere Bemerkungen:**
Nur in weichem Schnee ausführen (verharschter Schnee verursacht Schnittverletzungen).
Vorsichtig laufen – Rutschgefahr!
Nicht auf Metallteilen gehen oder stehenbleiben (Gitterroste, Fußabstreifer etc.) wegen Gefahr des Festfrierens.

**Vorgehen/Technik:**
- Anfangs nur einige Sekunden barfuß im Schnee laufen, bis ggf. schneidendes Gefühl eintritt, später nach Training bis 3 Min.
- Auf Wiedererwärmung (im Bett, Wollsocken, schnelles Gehen; Trockenfrottieren) achten!

## Waschungen

*»Wessen Körper kalt ist, wen fröstelt oder friert, der nehme nie eine Waschung, vor allem nie eine Ganzwaschung vor.«*
Sebastian Kneipp, Meine Wasserkur, 1888

Die Kneippschen Waschungen zählen zu den mildesten Anwendungen der Hydrotherapie. Mit einem Waschungstuch wird ein dünner Wasserfilm auf den ganzen (warmen!) Körper (Ganzwaschung) oder bestimmte Körperabschnitte (Unterkörperwaschung, Oberkörperwaschung, Serienwaschung) aufgetragen. Die zumeist kalt oder temperiert (zimmerwarm) durchgeführten Waschungen führen nach einer anfänglichen Gefäßverengung zu einer Gefäßerweiterung mit subjektiv angenehmem Wärmegefühl. Regelmäßig durchgeführt bewirken sie eine Harmonisierung im vegetativen, dem Lebensnervensystem, stabilisieren den Wärmehaushalt (wichtig z. B. bei rheumatischen Erkrankungen), verbessern die allgemeine Immunitätslage gegenüber Infektionskrankheiten (Abhärtung) und können als gezielte, örtliche Maßnahme verdauungsfördernd, schlaffördernd oder auch fiebersenkend angewendet werden.

Waschungen werden meist mit klarem Wasser durchgeführt. Zum Schutz des Säuremantels der Haut kann Essig (Obstessig) beigegeben werden. Gezielte Wirkungsverstärkung ist auch durch Zusätze von Salz oder Kräuterabkochungen möglich. Die günstigsten Tageszeiten für Waschungen sind frühmorgens (5–7 Uhr) als Teil- oder Ganzwaschung bzw. abends als Einschlafhilfe (Unterkörperwaschung, Leibwaschung). Wird das Wasser nach der Anwendung nicht abgetrocknet, kommt es zur Wirkungsverstärkung, da durch die eintretende Verdunstungskälte die Reizstärke vergrößert wird.

**Nie eine kalte Waschung auf eine kalte Haut!**
Ziel und Zweck der Waschung liegen in der Wiedererwärmung (im Bett oder aktiv durch Bewegung) und der damit einhergehenden Umstimmung des vegetativen Nervensystems hin zur Erholung, Regeneration und zum Aufbau von Leistungsreserven.

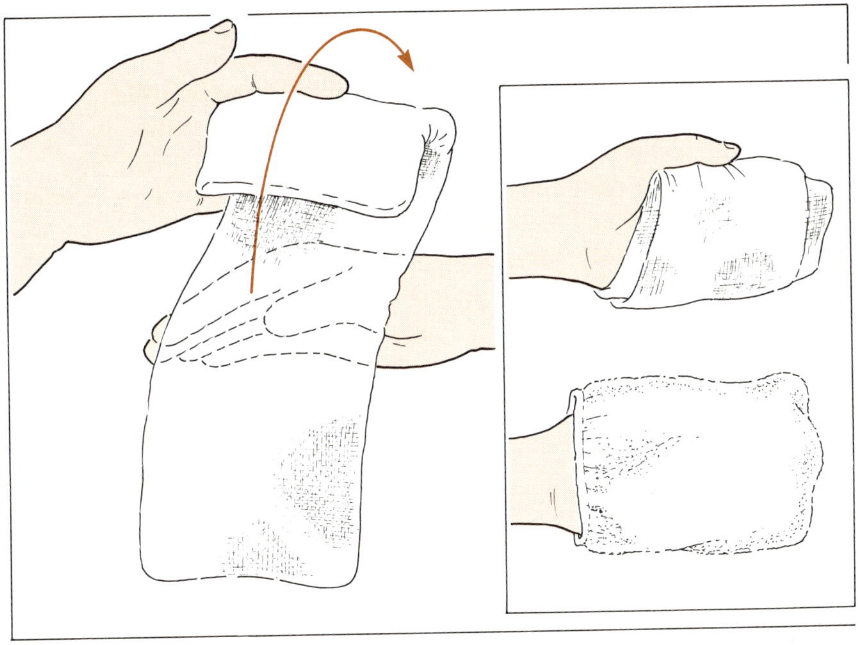

Das Waschungstuch – wie hier gezeigt – um die Hand wickeln, oder einen Waschungshandschuh verwenden.

## Oberkörperwaschung

**Anzuwenden bei (Indikationen):**
Unausgeglichenheit im Lebensnervensystem (vegetative Dystonie)
Fehlsteuerung der Wärmeregulation (insbesondere bei rheumatischen Erkrankungen, Erkältungsanfälligkeit)
Kreislaufstörungen
Rheumatoide Arthritis

**Vorsicht bei/nicht geeignet bei (Kontraindikationen):**
ausgekühltem Körper, Frösteln
Einschlafstörungen am Abend (wegen Kreislaufanregung)

**Wirkung:**
anregend auf denHautstoffwechsel, durchblutungsfördernd
insgesamt eher *anregende* Wirkung auf den Kreislauf
abhärtend, die allgemeine Abwehrlage verbessernd (immunitätssteigernd)
herzentlastend
wärmeregulierend

**Was wird dazu benötigt?**
Leinenwaschungstuch (30 × 60 cm)
Gefäß mit kaltem Wasser (Eimer, Waschbecken)
anfangs ggf. zimmerwarmes (18–20 °C) Wasser,
später so kalt wie möglich!
ca. 1 Min. Zeit (!)

**Besondere Bemerkungen:**
Mögliche Zusätze:
Essig (1 Teil auf 3 Teile Wasser)
Salz (1 EL auf 1 l Wasser)
Danach sofort Hemd anziehen (ohne Abtrocknen) und bewegen bis zur Wiedererwärmung
oder bei morgendlicher Anwendung im Bett: Nachruhe, d. h. nicht abtrocknen, feucht im Bett wiedererwärmen!

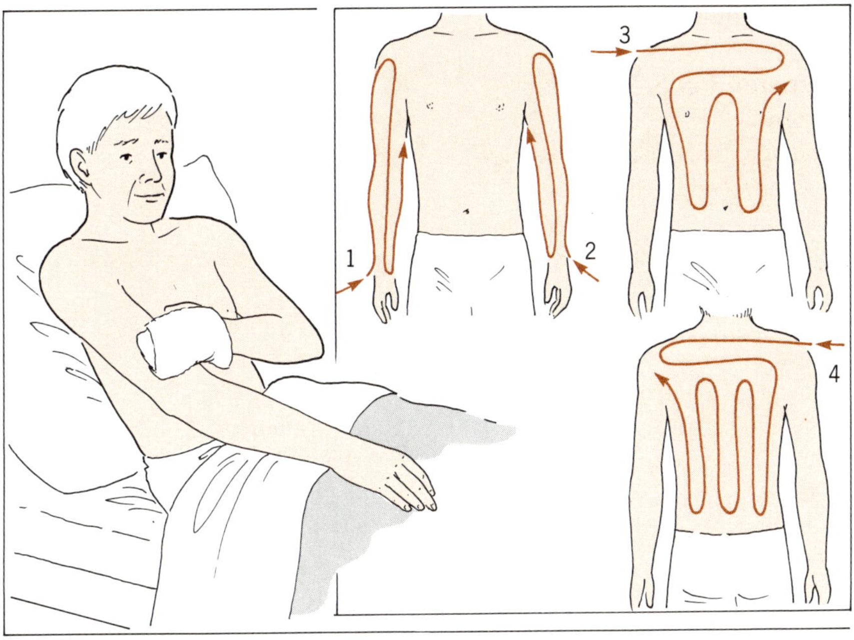


**Vorgehen/Technik:**
Tuch in Wasser tauchen, leicht auswringen, dann nacheinander

1. rechten Arm erst außen, dann innen
2. linken Arm erst außen, dann innen
3. Brust und Bauch
4. Rücken abreiben

Das Tuch beim Waschen leicht andrücken, so daß ein Wasserfilm auf der Haut entsteht und zwischendurch wenden bzw. wieder in Wasser tauchen.
Zügig durchführen, um Auskühlung zu vermeiden.

## Unterkörperwaschung

**Anzuwenden bei (Indikationen):**
Unausgeglichenheit im Lebensnervensystem (vegetative Dystonie)
Fehlsteuerung der Wärmeregulation, z. B. kalten Füßen (besonders bei rheumatischen Krankheiten, chronischen Infekten, z. B. der Nebenhöhlen)
Einschlafstörungen
venösen Beinleiden, Krampfadern
Neigung zu Darmträgheit und Blähungen
Schilddrüsenüberfunktion
rheumatoider Arthritis

**Vorsicht bei/nicht geeignet bei (Kontraindikationen):**
ausgekühltem Körper, Frösteln
Harnwegsinfekten (Blase, Niere)
Unterleibsinfektionen bei der Frau
fehlender Wiedererwärmung

**Wirkung:**
anregend auf den Hautstoffwechsel, durchblutungsfördernd
insgesamt eher *schlaffördernde* Wirkung
wärmeregulierend
herzentlastend
verdauungsfördernd

**Was wird dazu benötigt?**
Leinenwaschungstuch (30 × 60 cm)
Gefäß mit kaltem Wasser (Eimer, Waschbecken)
anfangs ggf. zimmerwarm (18–22 °C),
später so kalt wie möglich!
ca. 1 Min. Zeit (!)

**Besondere Bemerkungen:**
Mögliche Zusätze
Essig (1 Teil auf 3 Teile Wasser)
Salz (1 EL auf 1 l Wasser)
Danach sofort Unterwäsche anziehen (ohne Abtrocknen) und bewegen bis zur Wiedererwärmung oder bei abendlicher Anwendung vor dem Schlafengehen: Nicht abtrocknen, feucht im Bett wiedererwärmen!
Die Ganzwaschung ist eine Kombination aus Oberkörperwaschung und Unterkörperwaschung.

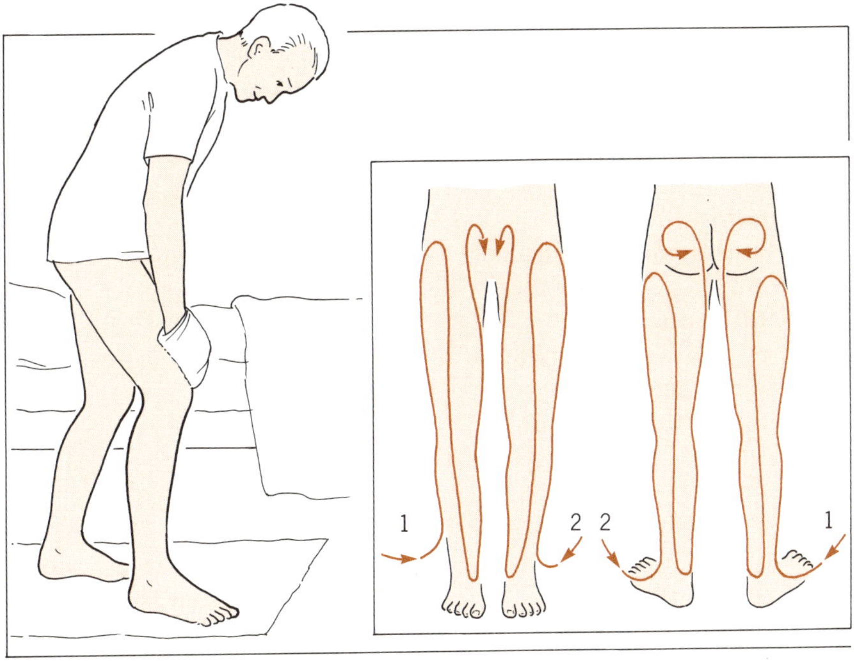


**Vorgehen/Technik:**
Tuch in Wasser tauchen, leicht auswringen, dann

1. rechtes Bein außen, vorne, innen und hinten (mit Gesäß) abreiben,

Tuch wieder in Wasser tauchen, leicht auswringen, dann

2. linkes Bein außen, vorne, innen und hinten (mit Gesäß) abreiben

Das Tuch auf der Haut leicht andrücken, so daß ein Wasserfilm auf der Haut entsteht, zwischendurch wenden bzw. wieder in Wasser tauchen.

Zügig durchführen, um Auskühlung zu vermeiden.
Bei Einschlafstörungen auch öfter hintereinander durchführen, ggf. im Bett (schlaffördernde Wiedererwärmung nach jeder Anwendung!).

## Ganzwaschung

leichte Abhärtungsübung

**Anzuwenden bei (Indikationen):**
Abwehrschwäche
vegetativer Unausgeglichenheit, Nervosität
Kreislaufstörungen
Störungen der Wärmeregulation (kalte Hände, Füße!)
schlechter Hautdurchblutung
Schlaflosigkeit (Ein- u. Durchschlafstörungen)
chronische rheumatische Erkrankungen
rheumatoide Arthritis

**Vorsicht bei/nicht geeignet bei (Kontraindikationen):**
Frieren, Frösteln

**Wirkung:**
abhärtend
Anregung des Hautstoffwechsels
herzentlastend
reguliert den Wärmehaushalt
vegetativ stabilisierend
durchblutungsfördernd
kreislaufanregend

**Was wird dazu benötigt?**
Leinenwaschungstuch (30 × 60 cm)
Gefäß mit kaltem Wasser anfangs ggf. zimmerwarm (18–22 °C),
später so kalt wie möglich!

**Besondere Bemerkungen:**
Der Körper muß warm sein!
Waschung zügig (aber nicht hastig) ausführen, um Auskühlung zu vermeiden.
Gute Wiedererwärmung ist das Ziel der Behandlung (!)
Bei bettlägerigen Patienten ist sie zur Kreislaufanregung geeignet und erfrischend.

**Vorgehen/Technik:**
Das Tuch eintauchen, fest drücken, auf der Haut leicht ausdrücken, so daß ein Wasserfilm auf der Haut entsteht, dann:

1. rechten Arm erst außen, dann innen (bis in die Achselhöhle)
2. linken Arm erst außen, dann innen abreiben
3. Hals, Brust, Leib
4. Rücken

Tuch zwischendurch wieder neu ins Wasser tauchen, fest drücken!

5. rechtes Bein außen, vorne, innen und hinten (mit Gesäß) abreiben
6. linkes Bein außen, vorne, innen und hinten (mit Gesäß) abreiben
7. rechte und linke Fußsohle

Nicht abtrocknen (Reizverstärkung durch Verdunstungskälte).

Nach der Waschung Wiedererwärmung (im Bett ca. 30–60 Min.) oder wieder anziehen und bewegen.

## Serienwaschung

**Anzuwenden bei (Indikationen):**
fieberhaften akuten Infektionskrankheiten

**Vorsicht bei/nicht geeignet bei (Kontraindikationen):**
Kältegefühl, Frösteln
kalten Händen/Füßen
bei Schwerstkranken nur Körpervorderseite behandeln

**Wirkung:**
fiebersenkend
schweißtreibend
wärmeregulierend
erfrischend
kreislaufanregend

**Besondere Bemerkungen:**
Schonendstes Verfahren zur Fiebersenkung
Bei Kleinkindern besser nur an Unterarmen durchführen!
Bei Schüttelfrost keine kalten, sondern heiße Waschungen machen.

**Was wird dazu benötigt?**
Leinenwaschungstuch (30 × 60 cm)
Eimer mit Wasser (kalt oder temperiert 12–22 °C)

**Vorgehen/Technik:**
- im Liegen durchzuführen
- beide Unterschenkel oder Unterarme abreiben
- anschließend ohne Abtrocknen zudecken
- nach Wiedererwärmung im Abstand von ca. 15 Min. wiederholen bis zum Schweißausbruch (bis zu 7mal)

## Leibwaschung

Nicht so bekannt – aber um so wirkungsvoller: die Kneippsche »Abführ- und Einschlafpille«

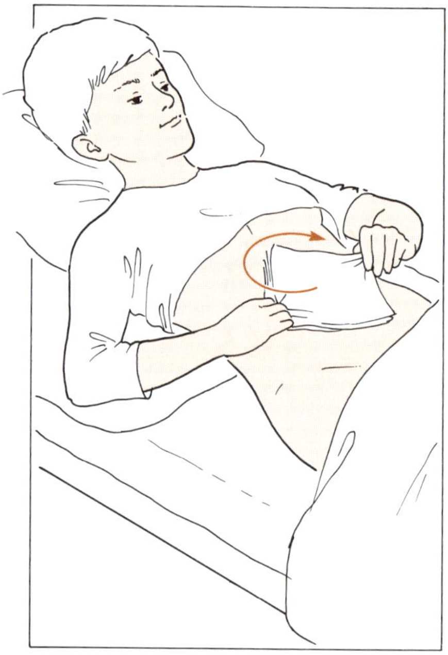

**Anzuwenden bei (Indikationen):**
Einschlafstörungen
Verdauungsstörungen (Neigung zu Darmträgheit, Blähungen)

**Vorsicht bei/nicht geeignet bei (Kontraindikationen):**
Kältegefühl, Frösteln
Harnwegsinfekten (Blase, Niere)

**Wirkung:**
schlaffördernd
darmanregend

**Was wird dazu benötigt?**
Leinenwaschungstuch (30 × 60 cm)
Gefäß mit kaltem Wasser anfangs ggf. zimmerwarm (18–22 °C),
später so kalt wie möglich!

**Besondere Bemerkungen:**
Beine anwinkeln zur Entspannung der Bauchdecke
Vorerwärmung im Bett erforderlich

**Vorgehen/Technik:**
- langsam, kreisförmig im Uhrzeigersinn (Beginn rechtsseitig auf der Höhe des Hüftknochens) bewegen
- 20–40mal kreisen
- das Tuch mehrmals wiederanfeuchten!

## Güsse

*»Wie jedoch jeder einzelne Guß auf einen bestimmten Körpertheil eine bestimmte Wirkung ausübt, so kann hier wiederum durch Anwendung verschiedener Güsse auf den ganzen Körper eingewirkt werden«*

Sebastian Kneipp, Mein Testament, 1895

Die bekannten Kneippschen Güsse stellen insbesondere für den häuslichen Gebrauch eine hervorragende Möglichkeit im Rahmen der Abhärtung sowie für die Behandlung chronischer Krankheitszustände dar und erfordern nur wenige Minuten Zeit. Man unterscheidet mit geringem Druck verabreichte **Flachgüsse,** die sich durch einen thermisch wirksamen Wassermantel auszeichnen, von den sog. **Druckstrahlgüssen** (z. B. Blitzguß), zu denen zusätzlich zum Temperaturreiz des Wassers noch der druckmechanische Reiz des Wasserstrahls kommt.

Die Wirkungen von Güssen zielen insbesondere auf eine Stabilisierung im Wärmehaushalt durch die nachgewiesene Wirksamkeit im Bereich der Kapillaren, Venen und Lymphgefäße. Je nach behandeltem Körpergebiet werden auch Organsysteme angesprochen: Knie- und Schenkelguß wirken auf Blase, Hämorrhoiden sowie Organe im Bauchraum und im kleinen Becken. Armguß, Oberguß und Rückenguß sprechen die Organe des Atmungs- und Herz-Kreislaufsystems an. Ansteigende oder heiße Güsse (Nackenguß, Lumbalguß) sind wirksam einzusetzen bei Verspannungen im Bereich der entsprechenden Wirbelsäulenmuskulatur. Der Schönheits- oder Gesichtsguß bewirkt eine Spannung und Tonisierung der Haut, hat jedoch neben dieser kosmetischen und stoffwechselanregenden eine Hauptanwendung bei chronischen Erkrankungen der oberen Luftwege sowie im Bereich von Stirn- und Kieferhöhlen.

Soviel Wärme wie nötig,
soviel Kälte wie möglich!

**Flachgüsse** können kalt (bis 18 °C), temperiert (18–22 °C), im Wechsel warm (36–38 °C) und kalt (bis 18 °C) sowie ansteigend (von der Hauttemperatur ausgehend bis ca. 43 °C) gegeben werden.

**Blitzgüsse** (Druckstrahlgüsse) sind nur auf ärztliche Verordnung anzuwenden und werden von fachkundigem Personal in entsprechenden Einrichtungen (z. B. während der Kneipp-Kur) verabreicht. Sie werden aus einer Entfernung von 3–4 m und mit einem Druck von 1–3 at aus einem entsprechenden Gießschlauch mit Metalldüse (3–5 mm ∅) verabreicht. Sie erfolgen in kalter, wechselwarmer oder heißer Temperaturstufe. Sie stellen die stärkste Möglichkeit der Gußanwendung dar und setzen eine vorhergehende langsame Anpassung an die Reizstärke voraus. Ihre Anwendung (z. B. als Abhärtungsmaßnahme sowie als Stoffwechselanregung bei Adipositas) muß vom Arzt kritisch abgewogen werden gegenüber sog. Kontraindikationen (Gegenanzeigen), wie beispielsweise gesteigerte nervöse Erregbarkeit bei Schilddrüsenüberfunktion, bei Asthma bronchiale und verminderter Anpassungsfähigkeit im Herz-Kreislaufsystem.

Für alle Güsse gilt:

1. Nie bei Kältegefühl, Frösteln und nie auf eine kalte Haut, ggf. vorher Erwärmung durch warme Kleidung bzw. Bewegung (Kneipp ließ seine Patienten das Wasser pumpen, mit dem er sie behandelte!).
2. Nie unmittelbar nach dem Essen (im Idealfall ca. 30–45 Min. nach einem kleinen Imbiß).
3. Raum muß gut warm sein.
4. Der zeitliche Abstand zu körperlichen Anstrengungen sollte ca. 30 Min. betragen.
5. Bei kalten Güssen vorher einatmen und mit Beginn des Gusses ausatmen. Auf ruhige Atmung und entspannte Körperhaltung während des Gusses achten.
6. Konzentration auf die Anwendung. »Beim Guß halt's Maul, sonst ist die Wirkung faul«. (Sebastian Kneipp)

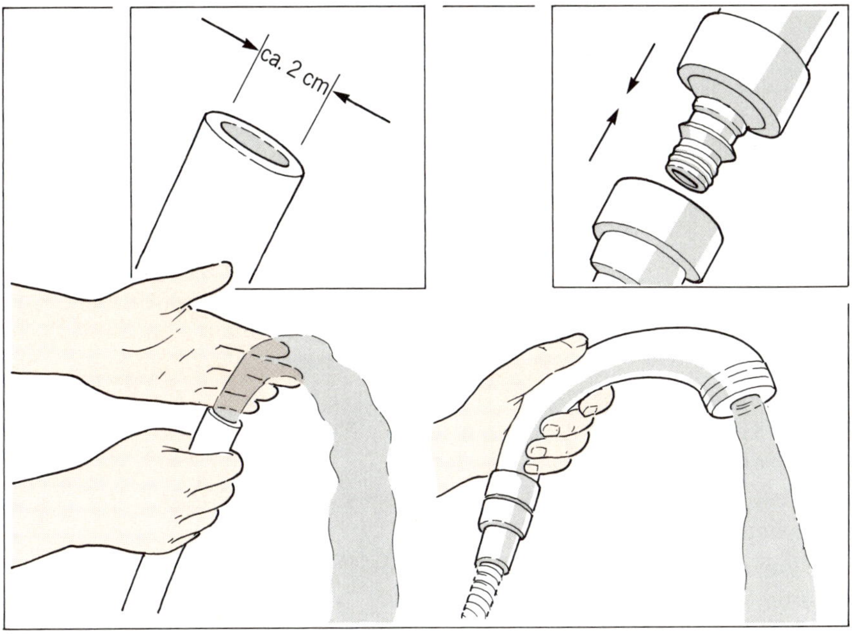


Kneippgüsse lassen sich am besten mit einem verstärkten Gummischlauch, einem Gießhandstück oder einem verstellbaren Brausekopf verabreichen. Ein gleichmäßiger, weicher und voller Wasserstrahl soll die Haut ummanteln.

## Knieguß kalt

**Anzuwenden bei (Indikationen):**
gefäßbedingten Kopfschmerzen
leichten arteriellen Durchblutungsstörungen der Beine (AVK I–II)
Hitzegefühl
Beinvenenerweiterung (Varizen)

**Vorsicht bei/nicht geeignet bei (Kontraindikationen):**
Menstruation
Ischiasnervenschmerzen
Harnwegsinfekt (Nieren- und Blasenleiden)
Frieren, Frösteln

**Wirkung:**
blutdrucksenkend
entstauend
durchblutungsfördernd, reaktiv erweiternd auf Arterien
tonisierend (kräftigend) auf Venen
vegetativ beruhigend, schlaffördernd

**Was wird dazu benötigt?**
Gummischlauch: Länge 1,5 m
Durchmesser $^{3}/_{4}$ Zoll (20 mm) oder
Gießhandstück (siehe Bezugsquellen)

**Besondere Bemerkungen:**
Vorsicht bei niedrigem Blutdruck.

Die Ausführung sollte am besten auf einem Kunststoff- oder Holzrost stehend erfolgen.

Auf Wiedererwärmung durch Bewegung (Gehen, Laufen) oder im Bett (wenn nötig Socken!) achten.

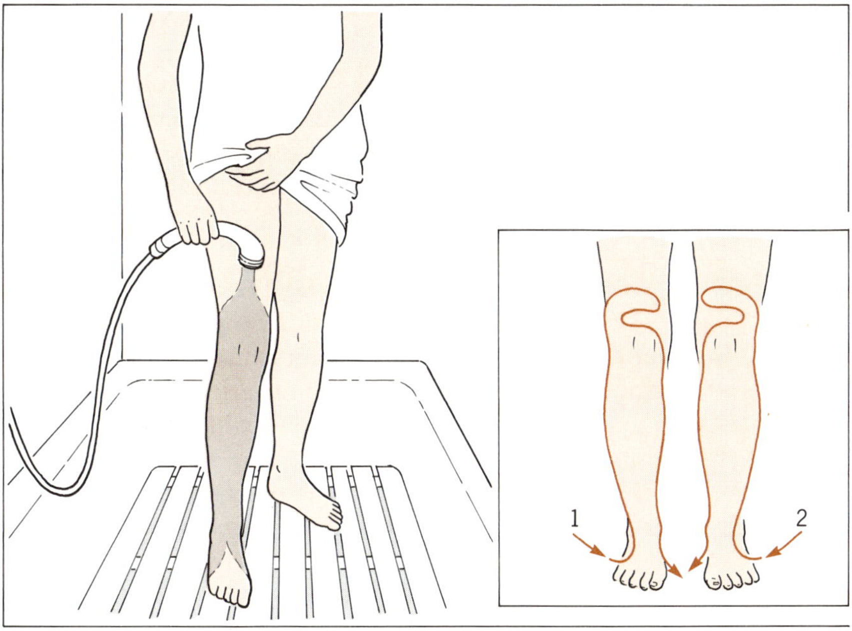


**Vorgehen/Technik:**

1. rechtes Bein:
- vom Fußrücken außen aufwärts bis handbreit über das Knie
- kurz verweilen
- auf der Innenseite abwärts
2. linkes Bein:
- vom Fußrücken außen aufwärts bis über das Knie
- kurz verweilen
- auf der Innenseite abwärts
3. Fußsohle rechts und links

## Wechselknieguß

**Anzuwenden bei (Indikationen):**
gefäßbedingten Kopfschmerzen
leichten arteriellen Durchblutungsstörungen der Beine (AVK I–II)
Hitzegefühl

**Vorsicht bei/nicht geeignet bei (Kontraindikationen):**
Menstruation
Ischiasnervenschmerzen
Harnwegsinfekt (Nieren- und Blasenleiden)
Frieren, Frösteln
starken Beinvenenerweiterungen (Varizen)
niedrigem Blutdruck

**Wirkung:**
blutdrucksenkend
entstauend
durchblutungsfördernd, reaktiv erweiternd auf Arterien
vegetativ beruhigend, schlaffördernd

**Was wird dazu benötigt?**
Gummischlauch: Länge 1,5 m
Durchmesser ¾ Zoll (20 mm) oder Gießhandstück (siehe Bezugsquellen)

**Besondere Bemerkungen:**
Die Ausführung sollte am besten auf einem Kunststoff- oder Holzrost stehend erfolgen (nicht im Wasser stehen!).

Aktive Wiedererwärmung durch Bewegung (Gehen, Laufen) oder passiv im Bett (wenn nötig Socken!)

Besondere Vorsicht bei niedrigem Blutdruck!

**Vorgehen/Technik:**

1. *Warmanteil* (36–38 °C):
   rechtes Bein:
   - vom Fußrücken außen aufwärts bis handbreit über das Knie
   - verweilen, bis gute Durchwärmung eintritt
   - auf der Innenseite abwärts

   linkes Bein:
   - vom Fußrücken außen aufwärts bis handbreit über das Knie
   - verweilen, bis gute Durchwärmung eintritt
   - auf der Innenseite abwärts
2. *Kaltanteil* (bis 18 °C):
   rechtes Bein:
   - vom Fußrücken außen aufwärts bis handbreit über das Knie
   - kurz verweilen (5–8 Sek.)
   - auf der Innenseite abwärts

   linkes Bein:
   - vom Fußrücken außen aufwärts bis handbreit über das Knie
   - kurz verweilen (5–8 Sek.)
   - auf der Innenseite abwärts
3. Warm- und Kaltanteil einmal wiederholen
4. abschließend beide Fußsohlen kalt begießen

## Schenkelguß kalt

**Anzuwenden bei (Indikationen):**
Beinvenenleiden (Varizen)
leichten arteriellen Durchblutungsstörungen der Beine (AVK I–II)
Einschlafstörungen

**Vorsicht bei/nicht geeignet bei (Kontraindikationen):**
Menstruation
Ischiasnervenschmerzen
Harnwegsinfekten (Nieren- und Blasenleiden)
Frieren, Frösteln

**Wirkung:**
blutdrucksenkend
entstauend
durchblutungsfördernd, reaktiv erweiternd auf Arterien
tonisierend (kräftigend) auf Venen
vegetativ beruhigend, schlaffördernd

**Was wird dazu benötigt?**
Gummischlauch: Länge 1,5 m
Durchmesser ¾ Zoll oder
Gießhandstück (siehe Bezugsquellen)

**Besondere Bemerkungen:**
Vorsicht bei niedrigem Blutdruck

Die Ausführung sollte am besten auf einem Kunststoff- oder Holzrost stehend erfolgen (nicht im Wasser stehen!).

Auf Wiedererwärmung achten: passiv im Bett (wenn nötig Socken!), besser aktiv durch Gehen!

Die Reizstärke ist größer als beim Knieguß

Bei Verstopfung (Obstipation) gegebenenfalls zusätzlich sogenannte »Leibspirale«: kreis- oder spiralförmige Gießung um den Nabel.

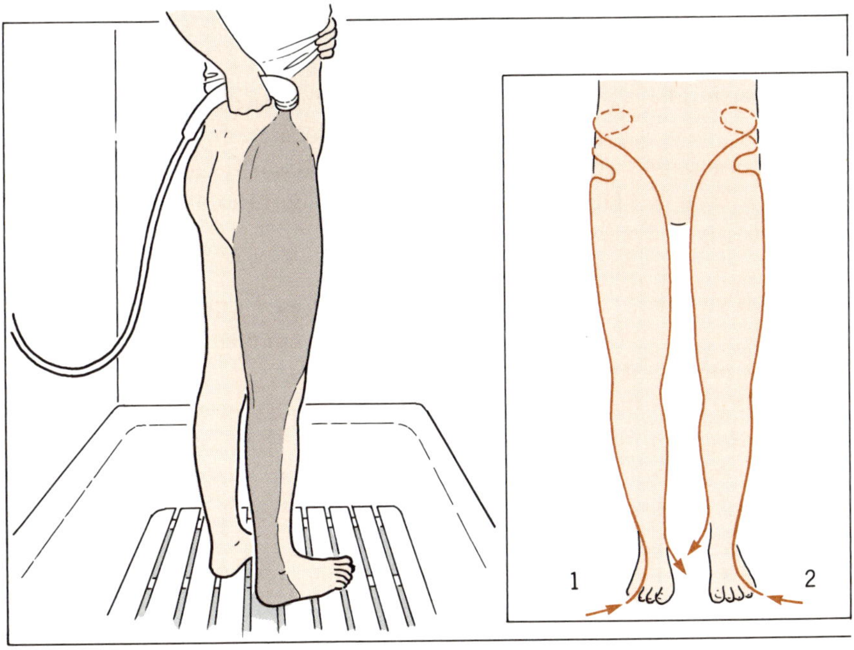


**Vorgehen/Technik:**
1. rechtes Bein:
- vom Fußrücken außen aufwärts bis zur Leiste
- kurz verweilen
- auf der Innenseite abwärts
2. linkes Bein:
- vom Fußrücken außen aufwärts bis zur Leiste
- kurz verweilen
- auf der Innenseite abwärts
3. Fußsohle rechts und links

## Wechselschenkelguß

**Anzuwenden bei (Indikationen):**
Beinvenenleiden (Varizen)
leichten arteriellen Durchblutungsstörungen der Beine (AVK I–II)
Einschlafstörungen

**Vorsicht bei/nicht geeignet bei (Kontraindikationen):**
Menstruation
Ischiasnervenschmerzen
Harnwegsinfekten (Nieren- und Blasenleiden)
Frieren, Frösteln

**Wirkung:**
blutdrucksenkend
entstauend
durchblutungsfördernd, reaktiv erweiternd auf Arterien
tonisierend (kräftigend) auf Venen
vegetativ beruhigend
schlaffördernd

**Was wird dazu benötigt?**
Gummischlauch: Länge 1,5 m Durchmesser ¾ Zoll oder Gießhandstück (siehe Bezugsquellen)

**Besondere Bemerkungen:**
Vorsicht bei niedrigem Blutdruck

Die Ausführung sollte am besten auf einem Kunststoff- oder Holzrost stehend erfolgen (nicht im Wasser stehen!).

Auf Wiedererwärmung achten: passiv im Bett (wenn nötig Socken!), besser aktiv durch Gehen! Die Reizstärke ist größer als beim Knieguß

Bei Verstopfung (Obstipation) gegebenenfalls zusätzlich sogenannte »Leibspirale«: kreis- oder spiralförmige Gießung um den Nabel.

**Vorgehen/Technik:**

1. *Warmanteil* (36–38 °C):
rechtes Bein:
- vom Fußrücken außen aufwärts bis zur Leiste
- verweilen, bis gute Durchwärmung eintritt
- auf der Innenseite abwärts

linkes Bein:
- vom Fußrücken außen aufwärts bis zur Leiste
- verweilen, bis gute Durchwärmung eintritt
- auf der Innenseite abwärts

2. *Kaltanteil* (bis 18 °C):
rechtes Bein:
- vom Fußrücken außen aufwärts bis zur Leiste
- kurz verweilen (5–8 Sek.)
- auf der Innenseite abwärts

linkes Bein:
- vom Fußrücken außen aufwärts bis zur Leiste
- kurz verweilen (5–8 Sek.)
- auf der Innenseite abwärts

3. Warm- und Kaltanteil 1mal wiederholen
4. abschließend beide Fußsohlen kalt begießen

## Lumbalguß heiß

Das nebenwirkungsfreie Antirheumatikum für die Lendenwirbelsäule!

**Anzuwenden bei (Indikationen):**
Hexenschuß
Lendenwirbelsäulenschmerzen (Lumboischialgie, LWS-Syndrom)
Verspannungen im Rücken (Lendenbereich)

**Vorsicht bei/nicht geeignet bei (Kontraindikationen):**
akuten Entzündungen im behandelten Bereich

**Wirkung:**
entspannend/entkrampfend auf die Muskulatur und reflektorisch auf Bauch- und Beckenorgane (segmental zugeordnet)
durchblutungssteigernd (hyperämisierend)

**Was wird dazu benötigt?**
Gummischlauch: Länge 1,5 m Durchmesser ¾ Zoll oder Gießhandstück (siehe Bezugsquellen)

**Besondere Bemerkungen:**
Auf langsamen und gleichmäßigen Temperaturanstieg achten (Einhandhebelmischer ist empfehlenswert).

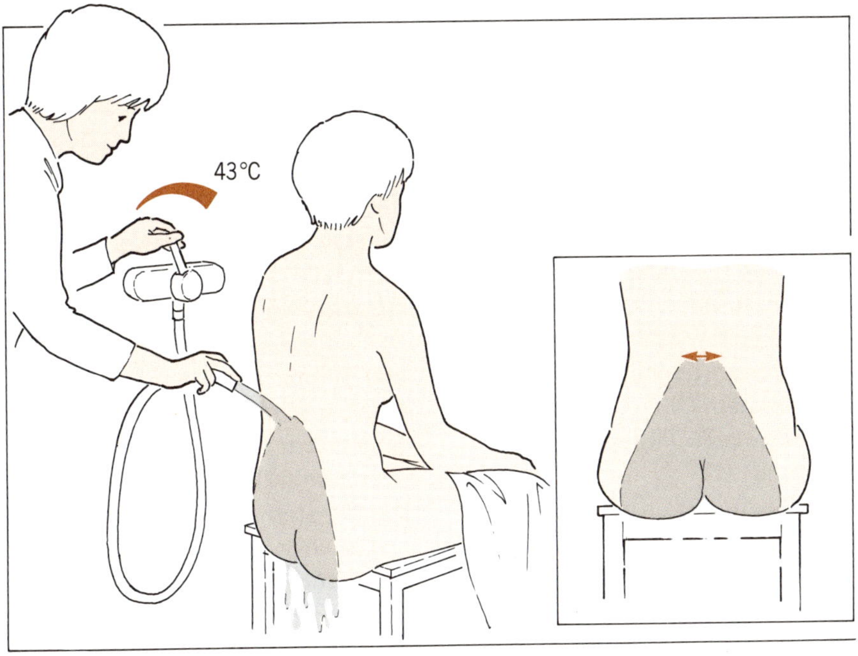


**Vorgehen/Technik:**

- sitzende Haltung (Wannenrand, Brett quer in der Wanne, Hocker in der Wanne)
- Wasserstrahl auf die Lendenwirbelsäule richten
- Temperatur von Hauttemperatur (ca. 34 °C) langsam und gleichmäßig bis zur Verträglichkeitsgrenze (ca. 43 °C) steigern
- *Dauer:* bis eine kräftige Mehrdurchblutung (Rötung) erreicht ist (mehrere Minuten)
- anschließend gründlich abtrocknen und Bettruhe in entspannter Haltung (Unterschenkel erhöht gelagert) oder leichte gymnastische Übungen der Wirbelsäule

## Nackenguß heiß

**Anzuwenden bei (Indikationen):**
akutem Hartspann der Halswirbelsäule
chronischer Verspannung der Nackenmuskulatur
Verkrampfungskopfschmerz
depressiver Verstimmung
Wetterempfindlichkeit
chronischem Ohrengeräusch/ Ohrensausen (Tinitus)
Migräne
gefäßbedingtem Kopfschmerz

**Vorsicht bei/nicht geeignet bei (Kontraindikationen):**
grünem Star (Glaukom)
grauem Star (Katarakt)
Bluthochdruck (Hypertonie)
Schilddrüsenerkrankungen
Herzinsuffizienz
LWS-Syndrom

**Wirkung:**
muskelentspannend
durchblutungsfördernd am Kopf
gefäßentkrampfend

**Was wird dazu benötigt?**
Gummischlauch: Länge 1,5 m
Durchmesser ¾ Zoll oder
Gießhandstück (siehe Bezugsquellen)

**Besondere Bemerkungen:**
Auf langsamen und gleichmäßigen Temperaturanstieg achten. (Einhandhebelmischer ist empfehlenswert.)
Wenn keine Hilfsperson zur Verfügung steht, wird statt des Gießschlauches am besten das Gießhandstück benutzt.

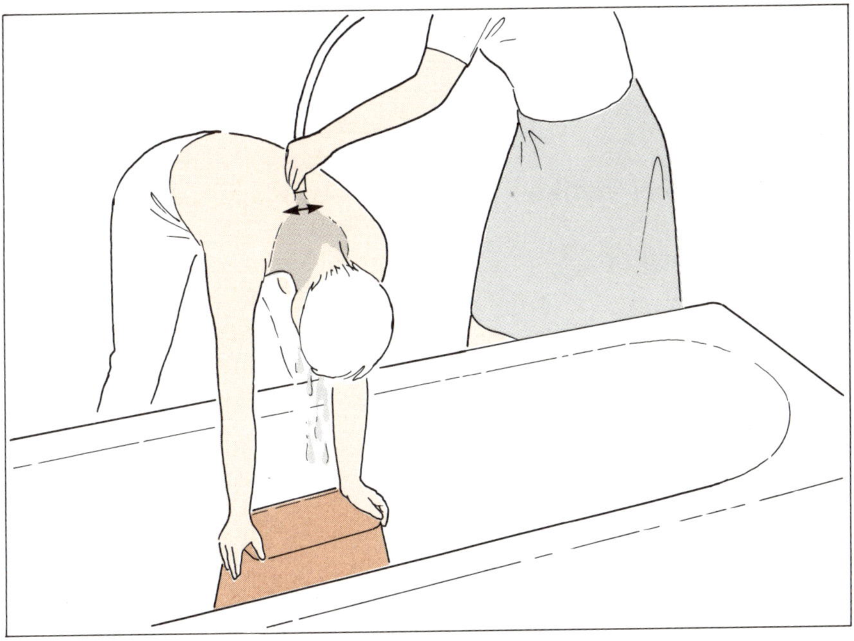

**Vorgehen/Technik:**

- Oberkörper vornüberbeugen und abstützen (über der Badewanne, Vorsicht Rutschgefahr!)
- den Wasserstrahl auf den Nakken richten (Wasserplatte), sodaß das Wasser seitlich am Hals ablaufen kann
- Temperatur von hautwarm (ca. 34 °C) bis zur Verträglichkeitsgrenze (ca. 43 °C) steigern
- leichte Drehbewegungen des Kopfes während des Gusses unterstützen die entkrampfende Wirkung
- *Dauer:* bis eine kräftige Mehrdurchblutung (Rötung) erreicht ist (mehrere Minuten)

## Armguß kalt

Anregend, fast an jedem Wasserhahn möglich!

**Anzuwenden bei (Indikationen):**
Abgeschlagenheit
Abgespanntheit
nervöses Herzjagen
leichte Form der Herzinsuffizienz
Hypotonie

**Vorsicht bei/nicht geeignet bei (Kontraindikationen):**
organischen Herzerkrankungen (Herzrhythmusstörungen, koronarer Herzkrankheit, Angina pectoris)
Asthma bronchiale
Frieren, Frösteln

**Wirkung:**
kreislaufanregend
erfrischend

**Was wird dazu benötigt?**
Gummischlauch: Länge 1,5 m
Durchmesser ¾ Zoll oder
Gießhandstück (siehe Bezugsquellen)
ca. drei Minuten Zeit!

**Besondere Bemerkungen:**
Einfach auszuführen (nahezu an jedem fließenden Wasser)!

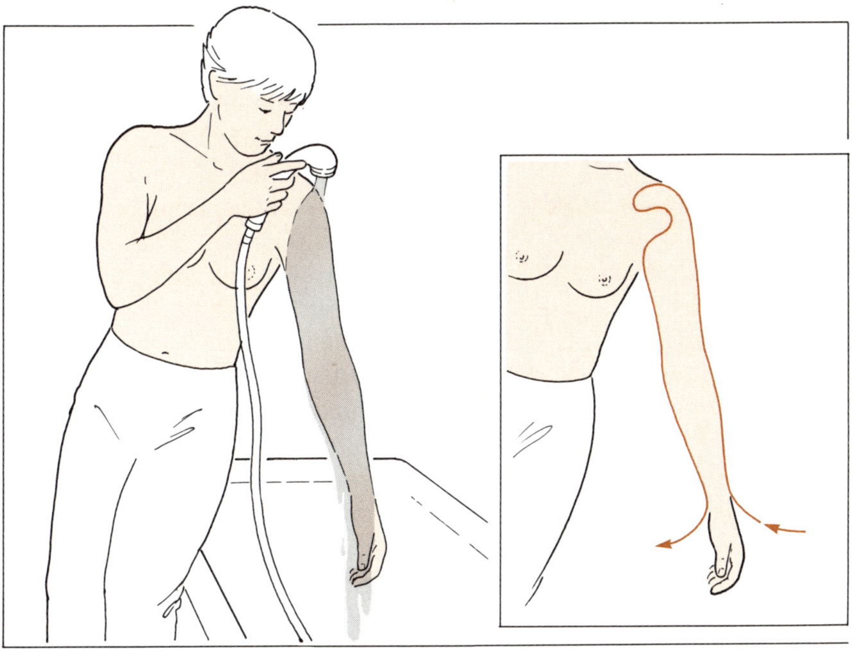

**Vorgehen/Technik:**

1. rechter Arm:
- außen aufwärts bis zur Schulter
- kurz verweilen
- innen abwärts
2. linker Arm:
- außen aufwärts bis zur Schulter
- kurz verweilen
- innen abwärts
3. Einmal wiederholen

Die Ausführung erfolgt am besten über die Badewanne gebeugt. Das Wasser anschließend nur abstreifen – nicht abtrocknen (!) –, anziehen, wiedererwärmen!

## Wechselarmguß

Anregend, fast an jedem Wasserhahn möglich!

**Anzuwenden bei (Indikationen):**
Abgeschlagenheit
Abgespanntheit
nervöses Herzjagen
leichte Form der Herzinsuffizienz
Hypotonie

**Vorsicht bei/nicht geeignet bei (Kontraindikationen):**
organischen Herzerkrankungen (Herzrhythmusstörungen, koronarer Herzkrankheit, Angina pectoris)
Asthma bronchiale
Frieren, Frösteln

**Wirkung:**
kreislaufanregend
erfrischend

**Was wird dazu benötigt?**
Gummischlauch: Länge 1,5 m
Durchmesser ¾ Zoll oder
Gießhandstück (siehe Bezugsquellen)
ca. drei Minuten Zeit!

**Besondere Bemerkungen:**
Einfach auszuführen (nahezu an jedem fließenden Wasser)!

**Vorgehen/Technik:**

1. *Warmanteil* (36–38 °C):
   rechter Arm:
   - außen aufwärts bis zur Schulter
   - verweilen, bis gute Durchwärmung eintritt
   - innen abwärts

   linker Arm:
   - außen aufwärts bis zur Schulter
   - verweilen, bis gute Durchwärmung eintritt
   - innen abwärts
2. *Kaltanteil* (bis 18 °C):
   rechter Arm:
   - außen aufwärts bis zur Schulter
   - kurz verweilen
   - innen abwärts

   linker Arm:
   - außen aufwärts bis zur Schulter
   - kurz verweilen
   - innen abwärts
3. Warm- und Kaltanteil einmal wiederholen

## Armguß mit Brustguß kalt

Erfrischend und heilend!

**Anzuwenden bei (Indikationen):**
Abgeschlagenheit
Abgespanntheit
Abhärtung bei Erkältungsneigung

**Vorsicht bei/nicht geeignet bei (Kontraindikationen):**
organische Herzerkrankungen (Herzrhythmusstörungen, koronarer Herzkrankheit, Angina pectoris)
Asthma bronchiale
Frieren, Frösteln

**Wirkung:**
kreislaufanregend
erfrischend
gewebestraffend

**Was wird dazu benötigt?**
Gummischlauch: Länge 1,5 m
Durchmesser ¾ Zoll oder
Gießhandstück (siehe Bezugsquellen)
ca. vier Minuten Zeit!

Die Ausführung erfolgt am besten über die Badewanne gebeugt. Das Wasser anschließend nur abstreifen – nicht abtrocknen (!) –, anziehen, wiedererwärmen durch Gymnastik der Arme!

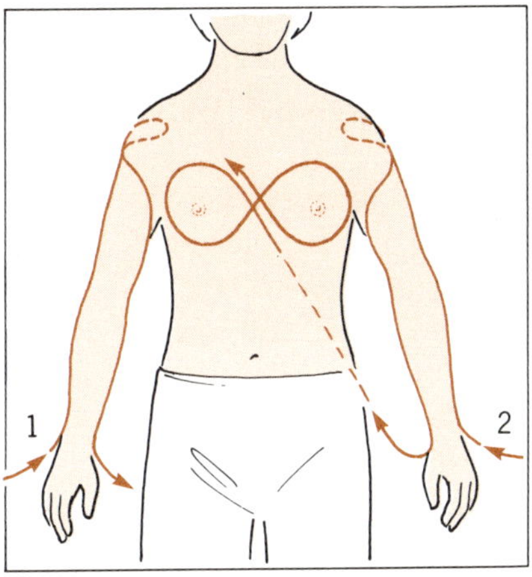


**Vorgehen/Technik:**
1. rechter Arm:
– außen aufwärts bis zur Schulter
– kurz verweilen
– innen abwärts
2. linker Arm:
– außen aufwärts bis zur Schulter
– kurz verweilen
– innen abwärts
3. Brust in Achterform umkreisen

## Gesichtsguß kalt

Der »Schönheitsguß« in der Kneipp-Therapie

**Anzuwenden bei (Indikationen):**
Abgeschlagenheit, geistiger und körperlicher Ermüdung
Kopfschmerzen, Migräne
Herzstolpern, Herzjagen

**Vorsicht bei/nicht geeignet bei (Kontraindikationen):**
Augenleiden (grauer und grüner Star)
akuten Nebenhöhlenerkrankungen (Stirn-, Nasennebenhöhlen)
Nervenentzündungen des Gesichtes

**Wirkung:**
erfrischend
hautstraffend
herzberuhigend

**Was wird dazu benötigt?**
Gummischlauch: Länge 1,5 m
Durchmesser ¾ Zoll oder
Gießhandstück (siehe Bezugsquellen)
Frotteetuch

**Besondere Bemerkungen:**
Kann auch mehrmals täglich ausgeführt werden.

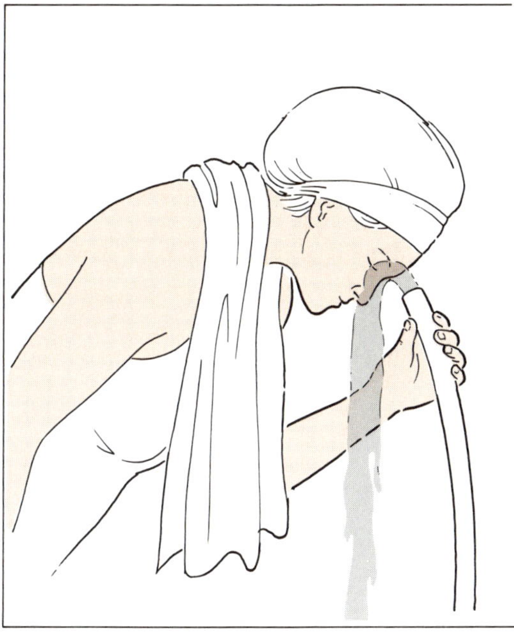

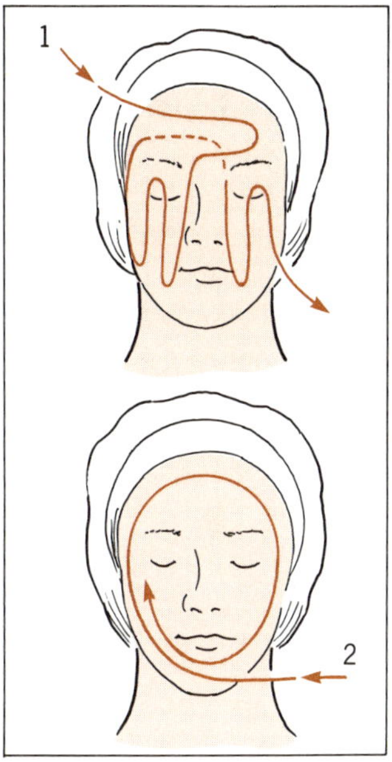


**Vorgehen/Technik:**

- Handtuch um den Hals legen, leicht nach vorne beugen
- beginnend an der rechten Schläfe den Wasserstrahl über die Stirn zur linken Schläfe führen und wieder über die Stirn zurück zur rechten Gesichtshälfte, von dort
- die rechte Gesichtshälfte mit drei senkrechten Strichen begießen (mit dem Wasserstrahl senkrecht auf- und abfahren), dann in gleicher Weise
- die linke Gesichtshälfte mit drei senkrechten Strichen begießen
- anschließend das Gesicht mit dem Wasserstrahl dreimal umkreisen
- *wichtig:* zwischendurch langsam durch den Mund ein- und ausatmen, Guß dazu eventuell unterbrechen
- nach dem Guß Gesicht leicht abtupfen

## Blitzgüsse

»Was das Skalpell in der Chirurgie, ist der Blitzguß in der Hydrotherapie«

Blitzgüsse stellen eine Kombination aus Druck- und Temperaturreiz dar. Diese Anwendung darf nur nach langsamem Aufbau der Reizstärke – am besten im Rahmen einer Kneipp-Kur – und nur nach ärztlicher Verordnung durch Fachpersonal gegeben werden.

Die Blitzgüsse werden unterschieden nach:

Blitzgüsse

| Art | Form |
|---|---|
| **einfacher Blitzguß**<br>(heiß oder kalt, Temperatur bleibt während der Anwendung gleich) | Knie-, Schenkel-, Rückenvollblitz<br>Heißblitz Rücken |
| **Wechselblitzguß**<br>(einmaliger Wechsel zwischen heiß und kalt) | Knie-, Schenkel-, Rücken-Vollblitz |
| **Segment-Blitzguß**<br>(Behandlung erfolgt in den organspezifischen Reflexzonen der Haut und der Muskulatur, Headsche und Mackenziesche Zonen mit einer Temperatur von ca. 44 °C) | Leber-, Galle-, Magen-, Zwölffingerdarm-, Raute<br>(Beckenorgane) |
| **Blitzguß-Massagebad**<br>Kombination aus warmem 3/4-Bad mit Zusatz (5 Minuten) mit einem Segmentblitzguß oder Rückenheißblitz in zweimaliger Ausführung (5-B-Regel: Bad – Blitz – Bad – Blitz – Bett) | |

**Anzuwenden bei (Indikationen):**
rheumatischen Muskel- und Gelenkerkrankungen im nicht-entzündlichen Stadium
chronischer Ischialgie
Muskelhartspann
Menstruationsstörungen
Funktionsstörungen des Magen-Darm-Traktes
leichteren arteriellen Durchblutungsstörungen (AVK I–II nach Fontaine)

**Vorsicht bei/nicht geeignet bei (Kontraindikationen):**
allen akuten Erkrankungen
empfindlichen, nervösen Menschen
akuten Entzündungen im Behandlungsstadium
Venenentzündungen/großen Krampfadern (Varikosis/Thrombose)
Bindegewebsschwächen
Blutungsneigung
Herz- und Kreislauferkrankungen

**Wirkung:**
stoffwechselanregend
vorbeugend gegen Erkältungen
massageähnlich
reflektorisch auf Haut und innere Organe

**Was wird dazu benötigt?**
Gummischlauch: Länge mindestens 1,5 m, Durchmesser ¾ Zoll mit Spezialdüse (Durchmesser 4 mm)

**Besondere Bemerkungen:**
Vollblitz nur für Gesunde!
Als häusliche Anwendung kaum geeignet.
Keinesfalls ohne ärztliche Verordnung!

**Reizstärken:**

Knieblitz 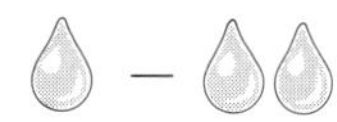

Schenkelblitz 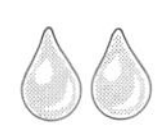

Rückenblitz 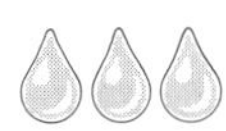

Vollblitz 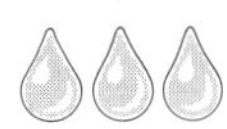

Blitzguß-Massagebad 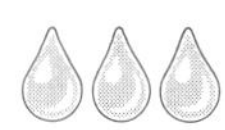

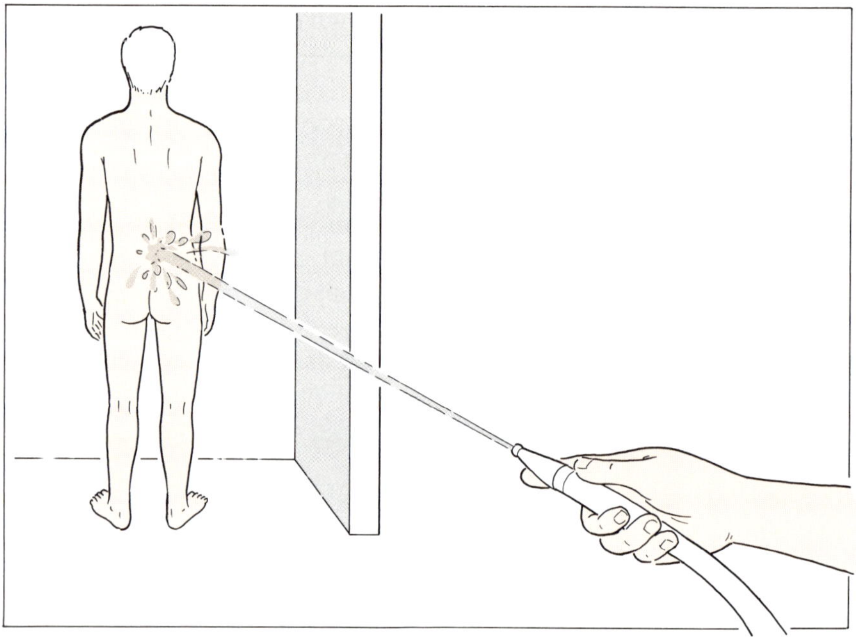

**Vorgehen/Technik:**
Die Anwendung ist als Wechsel-, Heiß- oder Kaltguß möglich.

- Verabreichung aus drei bis vier Meter Entfernung
- dabei Strahlstärke so wählen, daß der Strahl über diese Entfernung waagerecht verläuft
- die Druckstärke des Wasserstrahls kann mit der Fingerkuppe variiert werden
- exakte Linienführung beachten
- empfindliche Körperpartien nur abgeschwächt behandeln
- anschließend Nachruhe ca. 45 bis 60 Minuten.

## Vollguß kalt

Etwas für kreislaufstabile Gesunde!

**Anzuwenden bei (Indikationen):**
als Abhärtungsübung für kräftige Personen
nach der Sauna
bei Stoffwechselstörungen, insbesondere in Kombination mit Übergewicht, z. B. Harnsäure-Stoffwechselstörung (Gicht), Zuckerstoffwechselstörungen (Diabetes mellitus), Fettstoffwechselstörungen (Hypercholesterinämie, Hypertriglyzeridämie)

**Vorsicht bei/nicht geeignet bei (Kontraindikationen):**
allgemeiner Gefäßverkalkung (Arteriosklerose)
Kreislaufstörungen

**Wirkung:**
vegetativ stabilisierend
stoffwechselanregend
kreislaufanregend
atmungsanregend

**Was wird dazu benötigt?**
Gummischlauch: Länge mindestens 1,5 m
Durchmesser ¾ Zoll oder Gießhandstück (siehe Bezugsquellen)

**Besondere Bemerkungen:**
Untrainierte dürfen nie mit dem Vollguß beginnen!
Langsamer Aufbau des Trainings über mindestens (!) eine Woche durch kleinere Teilanwendungen (Reizstärke 1–2).

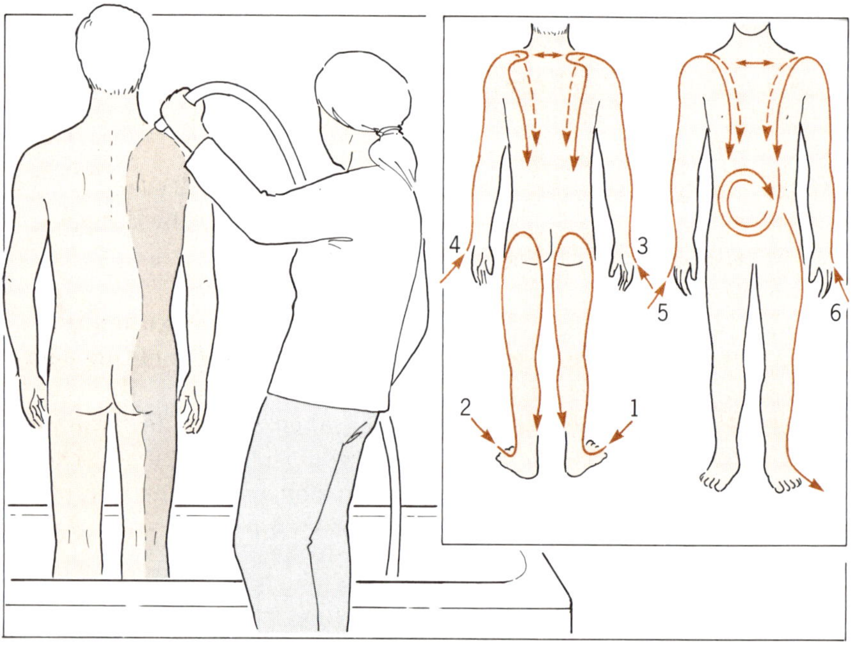


**Vorgehen/Technik:**

1. *Rückseite:*
   rechtes Bein:
   - Beginn am rechten Fußrükken, an der Außenseite des Beines aufwärts bis zum Gesäß
   - an der Innenseite des Beines wieder abwärts

   linkes Bein:
   - Beginn am linken Fußrücken, an der Außenseite des Beines aufwärts bis zum Gesäß
   - an der Innenseite des Beines wieder abwärts

   rechter Arm:
   - an der Außenseite aufwärts bis zur Schulter
     kurz verweilen: ⅓ der Wassermenge läuft nach vorne über die Schulter, ⅔ über die Schulter nach hinten ab (siehe Abb.)
   - in Schulterhöhe mehrmals von rechts nach links überwechseln (⅓ des Wassers läuft nach vorne ab, ⅔ nach hinten!)
   - abwärts über rechte Rückenseite bis zur Leiste und überwechseln zur linken Hand

linker Arm:
- an der Außenseite aufwärts bis zur Schulter
  kurz verweilen: ⅓ der Wassermenge läuft nach vorne über die Schulter, ⅔ über die Schulter nach hinten ab
- abwärts über linke Rückenseite – Innenseite des linken Beines
- Umdrehen des Patienten

2. *Vorderseite:*
   rechter Arm:
   - an der Außenseite aufwärts zur Schulter: ⅓ des Wassers läuft zum Rücken ab, ⅔ nach vorne über die Brust (siehe Abb.)
   - abwärts an der rechten Brustseite bis zur Leiste und überwechseln zur linken Hand

   linker Arm:
   - an der Außenseite aufwärts zur Schulter: ⅓ des Wassers läuft zum Rücken ab, ⅔ nach vorne über die Brust (siehe Abb.)
   - in Schulterhöhe mehrmals von rechts nach links überwechseln
   - ⅓ des Wassers läuft nach hinten ab, ⅔ nach vorne!
   - danach auf der linken Seite der Brust abwärts, mehrmaliges Umkreisen des Bauches im Uhrzeigersinn (Leibspirale)
   - danach an der Außenseite des linken Beines abwärts
3. abschließend beide Fußsohlen begießen
4. Bettruhe

**Wichtig:**
Vor dem Guß Herz- und Stirngegend abkühlen.
Wird der Vollguß zur Abkühlung nach Bad/Sauna angewendet, unbedingt zügiges Vorgehen ohne Verweilen!

## Wickel

*»Wie jeder Wickel seinen eigenen Namen trägt, so hat er auch seine eigene Wirkung. Und wie die Wickel ganz verschieden voneinander sind, so sind auch die Wirkungen verschieden. Doch darin stimmen alle überein, daß sie auflösen, die kranken Stoffe selber aufnehmen, ausleiten und so die Natur verbessern.«*

Sebastian Kneipp, Mein Testament, 1895

Wickel eignen sich hervorragend zur häuslichen Anwendung von leichten Befindlichkeitsstörungen bis hin zur Behandlung schwerer und chronischer Krankheiten.

Bei der Wickelbehandlung werden der gesamte Körper (Ganzpackung) oder Körperteile wie Rumpf, Extremitäten (Teilwickel) mit 3 verschiedenen Tüchern eingehüllt:

- Unmittelbar auf die Haut kommt das feuchte *Innentuch* aus grobem Leinen,
- darüber (an den Kanten jeweils 4 cm breiter) das trockene *Zwischentuch* aus Baumwolle
- und abschließend (an den Kanten jeweils 2 cm schmaler als das Zwischentuch) das trockene *Außentuch* aus Wolle oder Flanell.

Unter dem Oberbegriff »Wickel« werden verschiedene Anwendungen zusammengefaßt. Dies sind im einzelnen:

**Wickel** (oder Umschläge: Körperteile (Gelenke, Schenkel, Hals etc.) werden in ihrem ganzen Umfang umwickelt.

**Auflagen** (oder Aufschläge): Sie umfassen nicht das ganze Körperteil, sondern liegen nur einseitig oder teilweise auf (z. B. Oberaufschläger, Unteraufschläger, Heusack, Lehm-, Quarkauflagen, Leinsamen-, Bockshornkleeauflagen).

**Kompressen:** Sie entsprechen den Auflagen (Aufschlägen). Es werden aber nur kleinste Körperteile bedeckt (z. B. kalte Herzkompresse, Dampfkompresse).

**Packungen:** Hier wird mehr als die Hälfte des Körpers eingepackt (¾-Packung, Ganzpackung, nasses Hemd, spanischer Mantel).

Je nach der behandelten Körperregion bzw. dem Körperteil werden Wickel als Hals-, Brust-, Leib- (= Lendenwickel), Rumpf- (= Kurzwikkel), Arm-, Bein-, Hand-, Waden-, Knie- und Fußwickel bezeichnet.

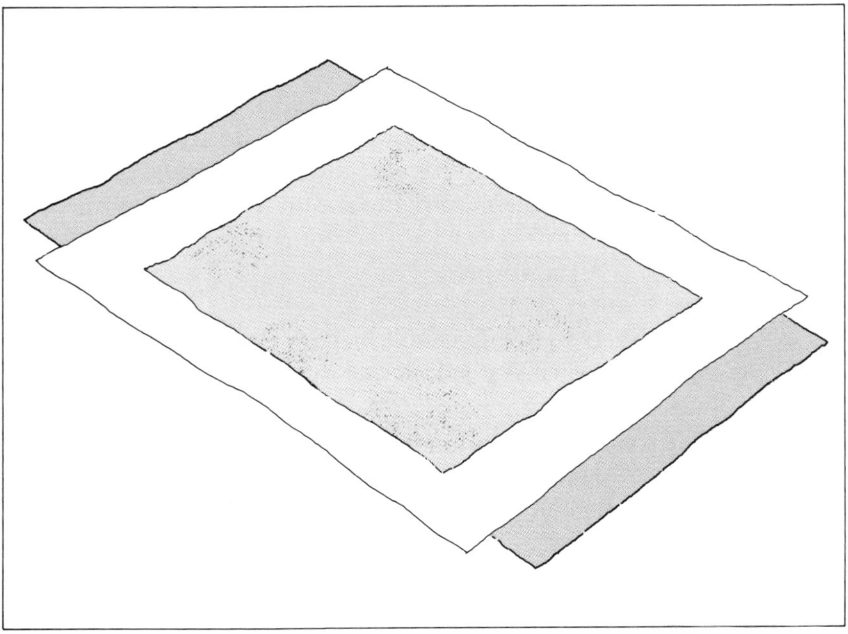

**Ein Wickel besteht aus einem Innentuch, einem Zwischentuch und einem Außentuch.**

**Wichtig:** Nach Gebrauch (vor allem bei Behandlung von Infektionskrankheiten) das Wickelinnen- und -zwischentuch gut ausspülen, anschließend auskochen, ggf. unter Zusatz einer bakterienfeindlichen Lösung (z. B. Sagrotan).

## Wie wirken Wickel?

**Kalte Wickel** entziehen sofort Wärme und bewirken im vegetativen System eine Steigerung des sog. *Sympathikotonus* (Sympathikus = Leistungsnerv, Umweltnerv) mit Gefäßverengung, mäßigem Blutdruckanstieg und Anregung des Stoffwechsels sowie einer Vertiefung und Beschleunigung der Atmung. Diese Wirkungen gehen nach etwa 5 Minuten durch abklingenden Wärmeentzug und zunehmende Gegenreaktion des Körpers (Wärmeproduktion) in einen erhöhten sog. *Vagotonus* (Vagus = Ruhenerv, Erholungsnerv) über. Es kommt zur Entspannung im Bereich der Muskulatur des Bewegungsapparates (z. B. Halswirbel-, Lendenwirbelsäulenbereich, Schulter-, Hüftgelenk) und der inneren Organe (z. B. Gallenblase, Harnleiter, Harnblase) mit dem gemeinsamen Ziel und Effekt der Entspannung und somit Schmerzlinderung.

> Die Wärmeentwicklung ist das Ziel der Behandlung mit kalten Wickeln. Vorwärme ist jedoch wichtig!
>
> Kommt es nicht zur Wärmeentwicklung (Fehlreaktion), Wärme zuführen (Wärmflasche, warme Getränke). Ansonsten Wickel abnehmen.

**Heiße Wickel** führen passiv Wärme zu. Sie wirken entkrampfend und durchblutungsfördernd. Die reaktiv erfolgende Gefäßerweiterung zieht eine Blutdrucksenkung und somit eine Entlastung des Herz-Kreislauf-Systems nach sich.

Je nach **Liegedauer** wirken die Wickel *wärmeentziehend, wärmestauend* bzw. *-zuführend* oder *schweißtreibend.*

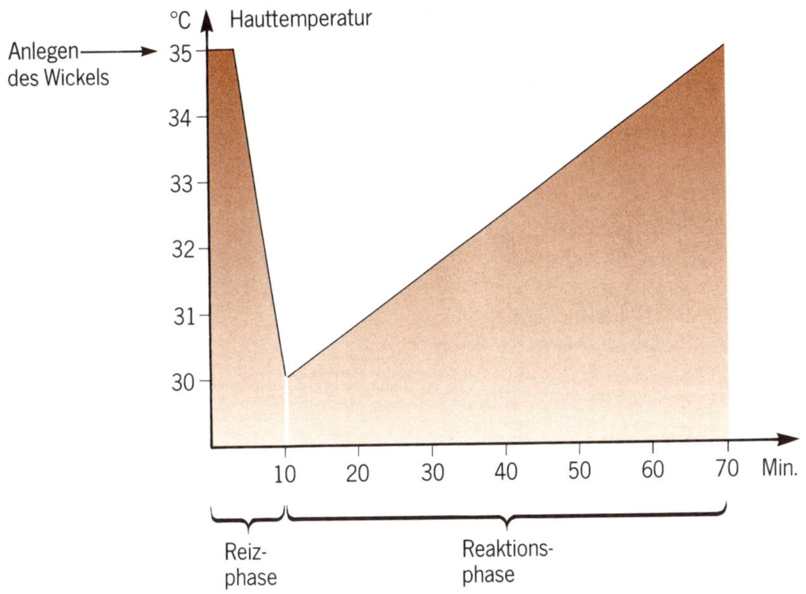


**Die Wirkungsweise von Wickeln**

| Reizphase | Reaktionsphase |
|---|---|
| der Wickel ist kalt<br>der Körper kühlt ab<br>die Gefäße verengen sich<br>das vegetative Nervensystem empfängt einen Streßreiz (Sympaticus überwiegt) | der Wickel nimmt Wärme auf<br>der Körper produziert Wärme<br>die Gefäße (Arterien) erweitern sich<br>das vegetative Nervensystem kommt in die Erholungsphase (Vagus überwiegt)<br>die Venenfunktion stabilisiert sich (Venenklappen, Tonus) |

**Wickel auf einen Blick**

| Wirkung | Liegedauer | Zusatz | Anlegetemperatur |
|---|---|---|---|
| **Wärmeentzug:** | | | |
| bei lokalen Entzündungen (z. B. der Beinvenen)<br>Fieber | bis der Wickel nicht mehr als kalt empfunden wird<br>evtl. mehrmals wiederholen | kaltes Wasser<br>Quark<br>Lehm | so kalt wie möglich |
| **Wärmeproduktion/-stau:** | | | |
| bei Krampfzuständen innerer Organe und Gefäße (Anregung der Verdauung und des Stoffwechsels, durchblutungsfördernd) | 45–75 Min (bzw. bis gute Durchwärmung eingetreten ist) | Salz<br>Essig<br>Retterspitz<br>Kräuterabkochungen | je nach Indikation:<br>kalt<br>warm/heiß |
| **Schweißtreibend:** | | | |
| bei Stoffwechselstörungen (Adipositas, Gicht)<br>zur Entschlackung | bis zum Schweißausbruch + 30 Min. (insgesamt ca. 2–2½ Std.) | Salz<br>Essig | kalt (bevorzugt)<br>warm/heiß |

**Wickelzusätze**

| Zusatz | Vorgehen/Technik | Wirkung | Anwendungsbereiche (Indikationen) |
|---|---|---|---|
| **zu kalten Wickeln:** | | | |
| Essigwasser: | 1 Teil Obstessig und 2 Teile Wasser mischen und das Wickeltuch eintauchen | reaktionsverstärkend | zur Stabilisierung des Säureschutzmantels der Haut |
| Lehmwasser: | ca. 3 Handvoll Lehmpulver in 3 l Wasser aufschwemmen, bis ein dickflüssiger Brei entsteht | entzündungshemmend | Venenentzündung, Lymphgefäßentzündung, Lymphknotenentzündung. Ekzem, Psoriasis vulgaris, Pruritus |

**Wickelzusätze** (Fortsetzung)

| Zusatz | Vorgehen/Technik | Wirkung | Anwendungsbereiche (Indikationen) |
|---|---|---|---|
| **zu warmen Wickeln:** | | | |
| Heublumen: | ca. 2 Handvoll Heublumen in ca. 4 l Wasser 30 Min. lang kochen und das Wickeltuch mit dem Absud tränken | durchblutungsverbessernd | Blasenentzündung, Bronchitis, degenerative nicht entzündliche rheumatische Erkrankungen |
| Haferstroh: | ca. 2 Handvoll Haferstroh in ca. 4 l Wasser 30 Min. lang kochen und das Wickeltuch mit dem Absud tränken | entzündungshemmend | Blasenentzündung, Entzündungen der Haut |
| Kamille: | ca. 2 Handvoll Kamillenblüten in ca. 4 l Wasser 30 Min. lang kochen und das Wickeltuch mit dem Absud tränken | entzündungswidrig | Entzündungen, Eiterungen |
| Eichenrinde: | ca. 1 Handvoll Eichenrinde in ca. 4 l Wasser 30 Min. lang kochen und das Wickeltuch mit dem Absud tränken | entzündungswidrig | oberflächliche Entzündungen, Hämorrhoiden |
| Zinnkraut: | ca. 3 Handvoll Zinnkraut mit ca. 4 l Wasser 30 Min. lang kochen und das Wickeltuch mit dem Absud tränken | wundheilend | Hautleiden, Frostschäden, Hämorrhoiden |
| Kochsalz: | ca. 100 g Kochsalz mit ca. 5 l Wasser ca. 30 Min. lang kochen und das Wickeltuch mit dem Absud tränken | hautreizend | insbesondere Brustwickel: Bronchitis, Pneumonie |

## Wadenwickel kalt

**Anzuwenden bei (Indikationen):**
*generellen* Überhitzungszuständen: Fieber, »Hitzschlag«
*örtlichen* Entzündungen: Venenentzündungen, Blutergüssen, Prellungen
Neigung zu hohem Blutdruck
Überanstrengung nach langem Stehen und Gehen (Märschen)
vegetativer Labilität
Einschlafstörungen
nervöser Übererregbarkeit

**Vorsicht bei/nicht geeignet bei (Kontraindikationen):**
akuten Harnwegsinfekten
Ischiasnervenreizung
nicht bei beginnenden Erkältungskrankheiten und ansteigendem Fieber
nicht bei Frieren, Frösteln

**Wirkung:**
wärmeentziehend
entzündungshemmend
gewebestraffend
schlaffördernd
schmerzlindernd
vegetativ stabilisierend
blutdrucksenkend
herzentlastend
beruhigend

**Was wird dazu benötigt?**

| | |
|---|---|
| 1 Leinentuch nach | (30 × 70 cm) |
| 1 Baumwolltuch | (34 × 70 cm) |
| 1 Wolltuch | (32 × 70 cm) |

**Besondere Bemerkungen:**
Altes, leicht anzuwendendes Hausmittel – kleiner Aufwand, großer Effekt

Fieber ist keine Krankheit, sondern eine für die körperliche Abwehrfunktion nützliche Leistung!

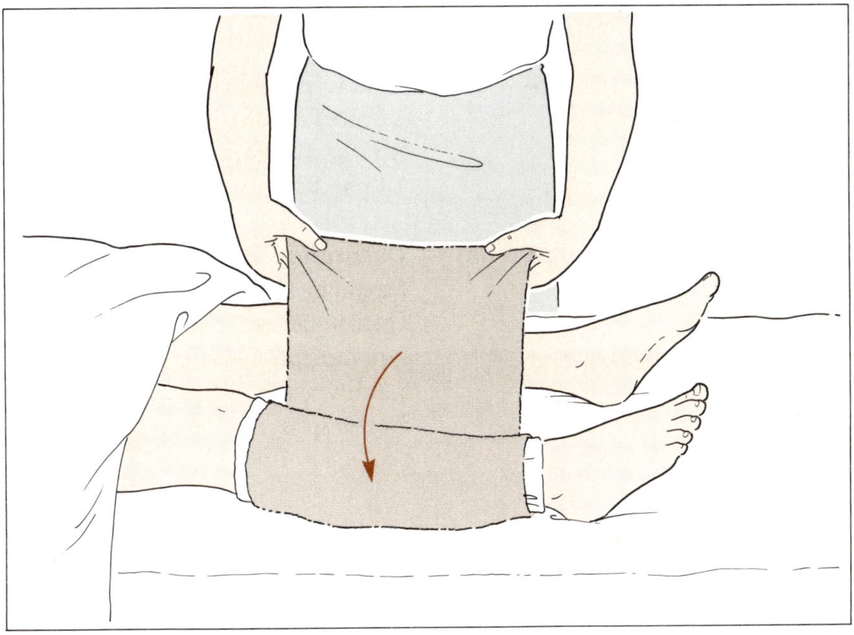

**Vorgehen/Technik:**

- Leinentuch in kaltes Wasser tauchen, leicht auswringen
- Tücher faltenlos, straff um den Unterschenkel wickeln:
  auf der Haut: Leinentuch
  darüber: Baumwolltuch
  darüber: Wolltuch
- gut zudecken und ruhen
- *Liegedauer:* ca. 15–20 Min.
  zur *Fiebersenkung:* Den Wikkel abnehmen, wenn er nicht mehr als kalt empfunden wird (ggf. öfters wiederholen).

## Nasse Strümpfe

**Anzuwenden bei (Indikationen):**
Einschlafstörungen
Krampfaderleiden

**Vorsicht bei/nicht geeignet bei (Kontraindikationen):**
Menstruation
akuten Harnwegsinfekten
Frieren, Frösteln

**Wirkung:**
schlaffördernd
venentonisierend
beruhigend

**Was wird dazu benötigt?**
1 Paar Leinenstrümpfe (siehe Strickanleitung)
1 Paar Wollstrümpfe

**Besondere Bemerkungen:**
Mögliche *Zusätze:*
Quark: bei örtlichen Entzündungen hautpflegend
Lehmwasser/Lehm
Retterspitz

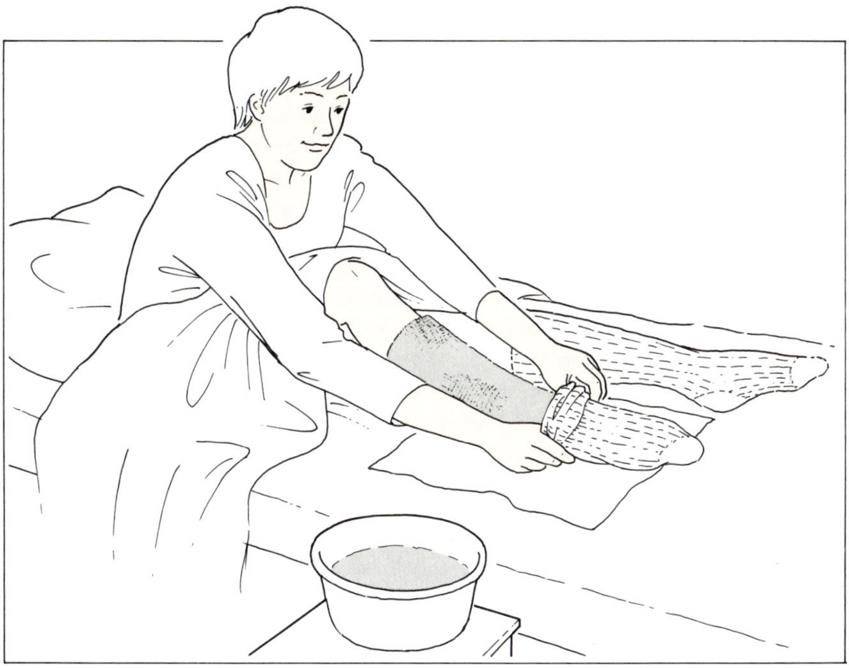

**Vorgehen/Technik:**
- Leinenstrümpfe in kaltes Wasser tauchen, ausdrücken, anziehen, glattstreichen
- Wollstrümpfe darüberziehen

*Liegedauer:*
- als Einschlafhilfe: solange sie als angenehm empfunden werden (evtl. auch die ganze Nacht liegen lassen).
- Bei Krampfaderleiden oder gestauten Beinen sollten die Strümpfe früher abgenommen werden (bevor sie sich erwärmen).

## Lendenwickel kalt

**Anzuwenden bei (Indikationen):**
chronischer Stuhlverstopfung (Obstipation)
Magen- oder Zwölffingerdarmgeschwüren
Schleimhautentzündungen
Verkrampfungszustände im Magen-Darm-Bereich
Entzündungen von Galle bzw. Gallenwegen einschließlich Bauchspeicheldrüse
Bluthochdruck
Einschlafstörungen

**Vorsicht bei/nicht geeignet bei (Kontraindikationen):**
Menstruation
Harnwegsinfekten

**Wirkung:**
entkrampfend auf die darunterliegenden Organe
verdauungsfördernd
stabilisierend auf Verdauungsorgane (Galle, Bauchspeicheldrüse)
schlaffördernd
vegetativ entspannend
blutdrucksenkend (ca. 20 mmHg)
schmerzlindernd

**Was wird dazu benötigt?**

| | |
|---|---|
| 1 Leinentuch naß | (40 × 190 cm) |
| 1 Baumwolltuch | (50 × 190 cm) |
| 1 Wolltuch | (45 × 190 cm) |

**Besondere Bemerkungen:**
Der Wickel darf bei fachgerechtem Anlegen und richtiger Reaktion nach 10 Minuten nicht mehr als kalt empfunden werden, wann das geschieht, Wärme zuführen (Wärmflasche, warme Getränke). Hilft auch das nicht: Wickel abnehmen.

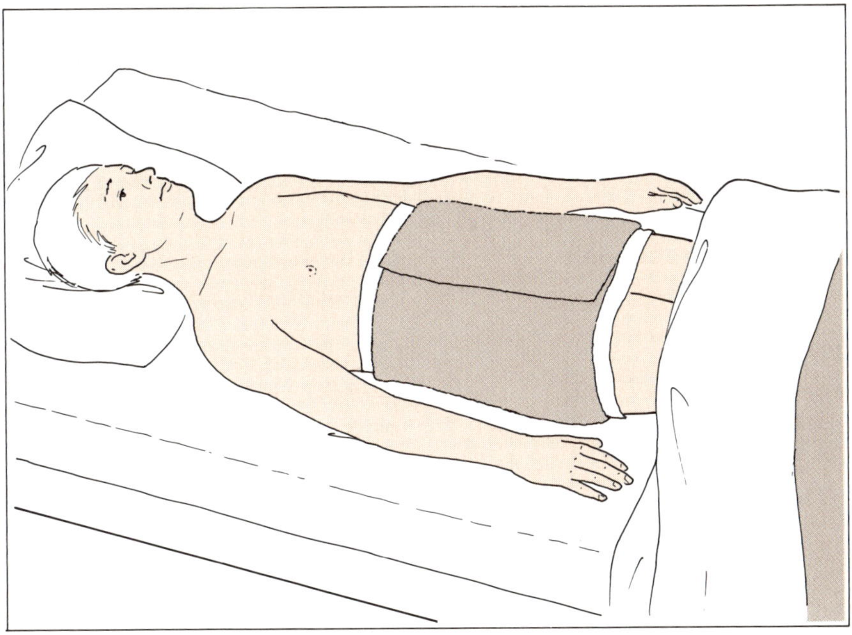

**Vorgehen/Technik:**

- Tücher faltenlos straff um den Leib wickeln:
  auf der Haut: Leinentuch
  darüber: Baumwolltuch
  darüber: Wolltuch
- *Plazierung:* Rippenbogen bis Mitte Oberschenkel
- *Liegedauer:* 45 bis 75 Minuten

## Brustwickel heiß

**Anzuwenden bei (Indikationen):**
chronischer Bronchitis

**Vorsicht bei/nicht geeignet bei (Kontraindikationen):**
Fieber

**Wirkung:**
bronchienentkrampfend
schleimlösend, auswurffördernd

**Besondere Bemerkungen:**
ggf. Einreibung von Brust und Rücken mit ätherischen Ölen, dann Anlegen des feucht-heißen Wickels.
ggf. Kräuter- oder andere Zusätze (Thymian, Kochsalz).

**Liegedauer:** solange der Wickel als warm empfunden wird (ca. 30 Minuten)

## Brustwickel kalt

**Anzuwenden bei (Indikationen):**
akuter Bronchitis
Lungenentzündung
Rippenfellentzündung

**Wirkung:**
entzündungshemmend
kurzzeitige Abkühlung soll anschließende Wiedererwärmung/Mehrdurchblutung im Brustraum bewirken
Sekretverdünnung in den Bronchien
fiebersenkend
schmerzlindernd

**Vorsicht bei/nicht geeignet bei (Kontraindikationen):**
Frieren, Frösteln

**Besondere Bemerkungen:**
Als Unterstützung zur Medikamentenbehandlung geeignet. Die Wärmeentwicklung ist das Ziel der Behandlung.

**Liegedauer:** bis gute Durchwärmung eingetreten ist (ca. 45–75 Minuten)

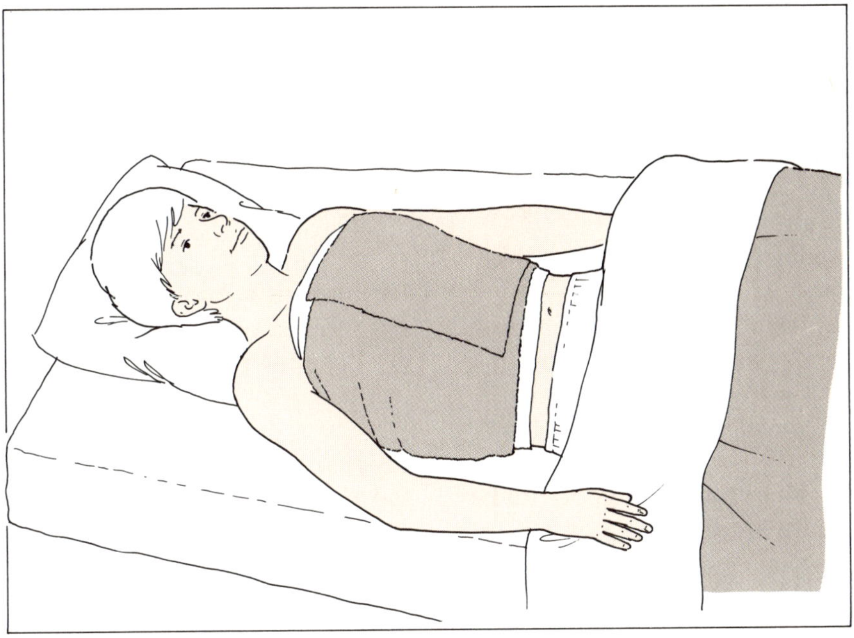

**Was wird dazu benötigt?**

| | |
|---|---|
| 1 Leinentuch naß | (40 × 190 cm) |
| 1 Baumwolltuch | (48 × 190 cm) |
| 1 Wolltuch | (44 × 190 cm) |

**Vorgehen/Technik:**

- Tücher faltenlos straff um die Brust wickeln:
  auf der Haut: Leinentuch
  darüber: Baumwolltuch
  darüber: Wolltuch
- *Plazierung:* Achselhöhle bis Rippenbogen

## Halswickel kalt

**Anzuwenden bei (Indikationen):**
akuter Halsentzündung (Mandeln, Kehlkopf) (ggf. mit Quarkzusatz)
leichter Schilddrüsenüberfunktion
akuten und chronischen Entzündungen im Nasen-Rachenraum
akuten und chronischen Entzündungen der Nasennebenhöhlen

**Vorsicht bei/nicht geeignet bei (Kontraindikationen):**
aufkommenden Erkältungskrankheiten und bei ansteigendem Fieber

**Wirkung:**
wärmeentziehend
stoffwechseldämpfend
entzündungshemmend
schleimhautberuhigend im Hals-Rachenbereich

**Was wird dazu benötigt?**

| | | |
|---|---|---|
| 1 | Leinentuch naß | (10 × 70 cm) |
| 1 | Baumwolltuch | (15 × 70 cm) |
| 1 | Wolltuch | (12 × 70 cm) |
| | ggf. Quark | |

**Besondere Bemerkungen:**
Bei Schmerzzunahme während der Behandlung Wickel sofort abnehmen.

**Liegedauer:**
Bei *akuten* Prozessen abnehmen, wenn der Wickel nicht mehr als kalt empfunden wird.
Wiederholen oder zweimal täglich (morgens und abends) anlegen.
Bei *chronischen* Erkrankungen mehrere Wochen lang abends anlegen und über Nacht liegenlassen.

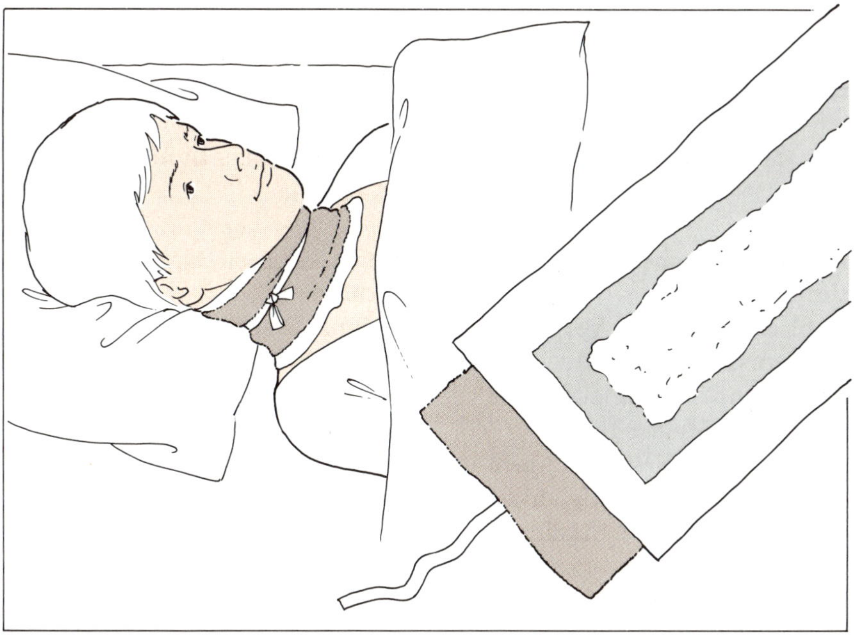

**Vorgehen/Technik:**

- Tücher faltenlos um den Hals wickeln:
  auf der Haut: Leinentuch, in kaltes Wasser getaucht und leicht ausgewrungen (ggf. mit Quark bestrichen)
  darüber: Baumwolltuch
  darüber: Wolltuch
- Bettruhe während der Anwendung (auch wenn kein Fieber besteht!)

# Packungen

## Heublumensack allgemein

Das »Morphium« der Naturheilkunde

**Anzuwenden bei (Indikationen):**
nicht-entzündlichen Verspannungszuständen von Muskulatur (Hartspann) und Eingeweiden (z. B. Galle, Magen-Darm)
degenerativen Erkrankungen von Wirbelsäule und Gelenken im nicht-entzündlichen Stadium
Verschleißerscheinungen an Gelenken und Wirbelsäule
akuter und chronischer Bronchitis (auf Brust oder Rücken legen)

**Vorsicht bei/nicht geeignet bei (Kontraindikationen):**
Herz-und Kreislaufschwäche
Entzündungen im Behandlungsgebiet

**Wirkung:**
örtlich sowie in die Tiefe, auch reflektorisch auf die darunterliegenden Organe:
entkrampfend/entspannend
durchblutungsfördernd
stoffwechselanregend
beruhigend
schmerzlindernd

**Was wird dazu benötigt?**
1 Leinensack (30 × 50 cm)
Heublumen oder
Fertig-Heusack (Heupack »Heubatherm«)
Gummi- oder Plastiktuch als Nässeschutz

**Besondere Bemerkungen:**
Vorsicht Verbrennungsgefahr! – insbesondere bei zu hoher Dampfsättigung (wenn der Heusack zu feucht ist).

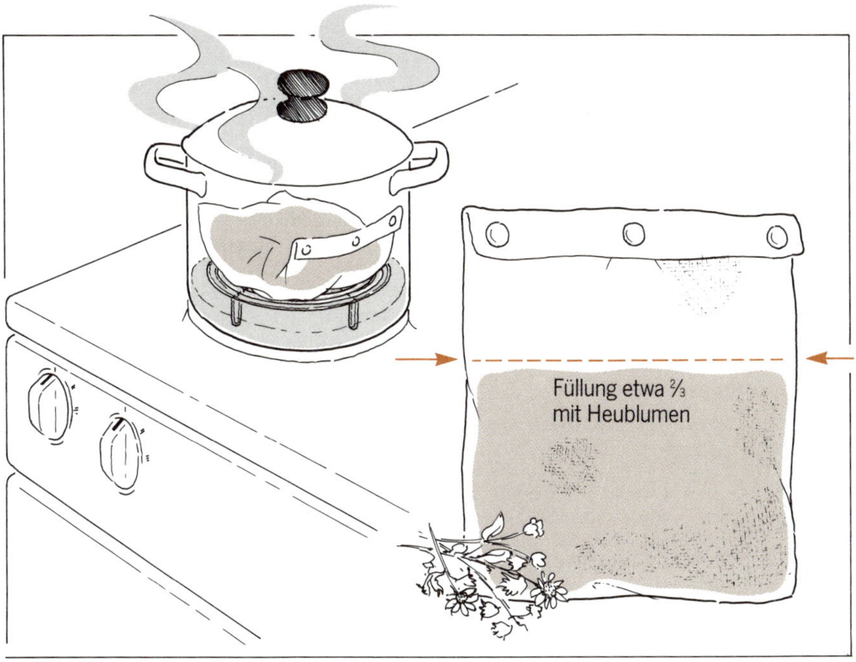


**Vorgehen/Technik:**

- Heusack zu zwei Dritteln mit Heublumen füllen, verschließen (zubinden, zunähen, ggf. Plastikreißverschluß, Plastikdruckknöpfe, Klettverschluß)
- Heusack unter fließendem Wasser anfeuchten
- in einen Kochtopf auf einen Siebeinsatz legen (zuvor unter den Siebeinsatz Wasser füllen)
- ca. 20 Minuten dämpfen
- nach Entnahme (Gabel, Isolierhandschuhe) aufschütteln Inhalt gleichmäßig verteilen
- vorsichtig (Verbrennungsgefahr!) anlegen und dann befestigen (s. S. 89 bzw. 91), um frühzeitiges Abkühlen zu vermeiden
- ggf. Gummi- oder Plastiktuch als Nässeschutz unterlegen
- *Liegedauer:* erst abnehmen, wenn der Heusack nicht mehr warm ist (ca. 45 Minuten bis eine Stunde). Anschließend noch ca. eine halbe Stunde Bettruhe.

## Heublumensack im Nacken

**Anzuwenden bei (Indikationen):**
HWS-Syndrom
Mitbehandlung bei Epikondylitis (Tennisarm)

**Vorsicht bei/nicht geeignet bei (Kontraindikationen):**
Nervenentzündungen
Entzündungen der Haut im Behandlungsgebiet

**Wirkung:**
entkrampfend/entspannend
durchblutungsfördernd
stoffwechselanregend
beruhigend
schmerzlindernd

**Was wird dazu benötigt?**
1 Heublumensack (siehe dort)
z. B. Schlafanzughose o. ä. zum Befestigen
Gummi- oder Plastiktuch als Nässeschutz

**Besondere Bemerkungen:**
Vorsicht Verbrennungsgefahr! – insbesondere bei zu hoher Dampfsättigung (wenn der Heusack zu feucht ist).

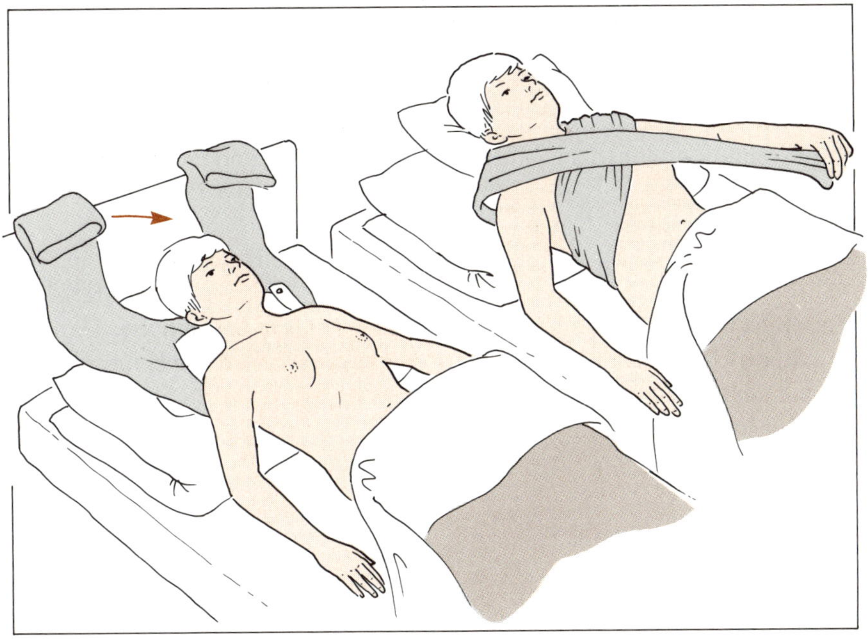

**Vorgehen/Technik:**

- den vorbereiteten Heublumensack vorsichtig im Nacken anlegen (siehe Abbildung), ggf. Gummi- oder Plastiktuch als Nässeschutz unterlegen
- *Liegedauer:* Abnehmen, wenn der Heusack nicht mehr warm ist.

## Heublumensack an der Lendenwirbelsäule

**Anzuwenden bei (Indikationen):**
chronischen Lendenwirbelsäulenbeschwerden
Hüftgelenksarthrose (Coxarthrose)

**Vorsicht bei/nicht geeignet bei (Kontraindikationen):**
akuter Ischiasnervenreizung (»Hexenschuß«)

**Wirkung:**
entkrampfend/entspannend
durchblutungsfördernd
stoffwechselanregend
beruhigend
schmerzstillend

**Was wird dazu benötigt?**
1 Heublumensack (siehe dort)
1 Baumwolltuch (50 × 190 cm)
1 Wolltuch (45 × 190 cm)

**Besondere Bemerkungen:**
Vorsicht Verbrennungsgefahr! – insbesondere bei zu hoher Dampfsättigung (wenn der Heusack zu feucht ist).

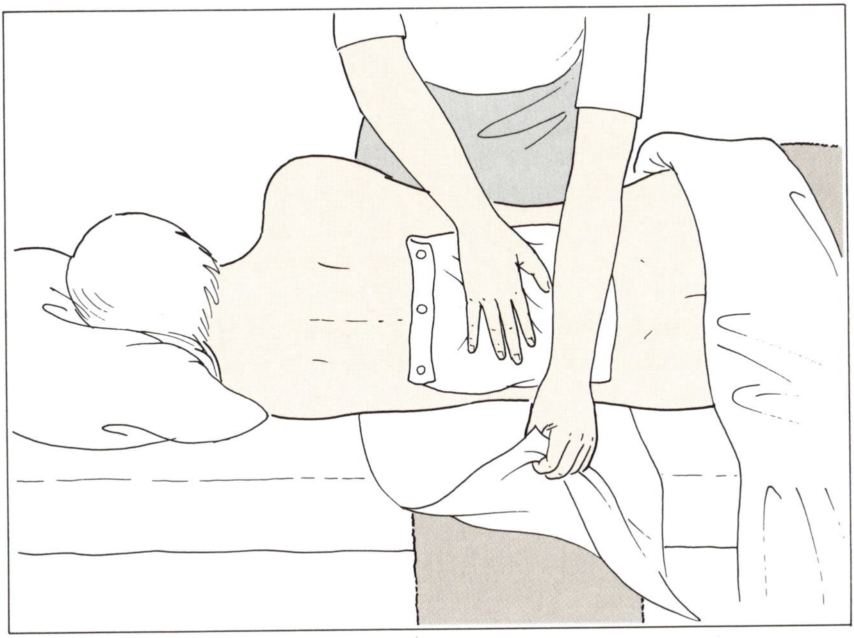

**Vorgehen/Technik:**

- Anlegen des Heusackes in Seitenlage (siehe Abbildung)
- mit den Tüchern befestigen: zunächst Baumwolltuch straff und faltenlos um den Leib wickeln, darüber das Wolltuch
- zurückdrehen in Rückenlage (ggf. kann die Seitenlage auch beibehalten werden)
- *Liegedauer:* Abnehmen, wenn der Heusack nicht mehr warm ist

## Dampfkompresse

**Anzuwenden bei (Indikationen):**
Verspannungszuständen
der Wirbelsäule (vor allem Hals- und Lendenbereich),
des Leibes

**Vorsicht bei/nicht geeignet bei (Kontraindikationen):**
Entzündungszustände im behandelten Gebiet

**Wirkung:**
entkrampfend/entspannend
durchblutungsfördernd
stoffwechselanregend
beruhigend
schmerzstillend

**Was wird dazu benötigt?**
1 Leinentuch, 180 × 80 cm, zwölffach gefaltet
kochendes Wasser
großes Handtuch zum Auswringen des Leinentuches
1 Flanelltuch
Tücher zum Befestigen der Dampfkompresse
(siehe bei jeweiligem Wickel)

**Besondere Bemerkungen:**
Vorsicht Verbrennungsgefahr sowohl beim Auswringen als auch beim Auflegen!

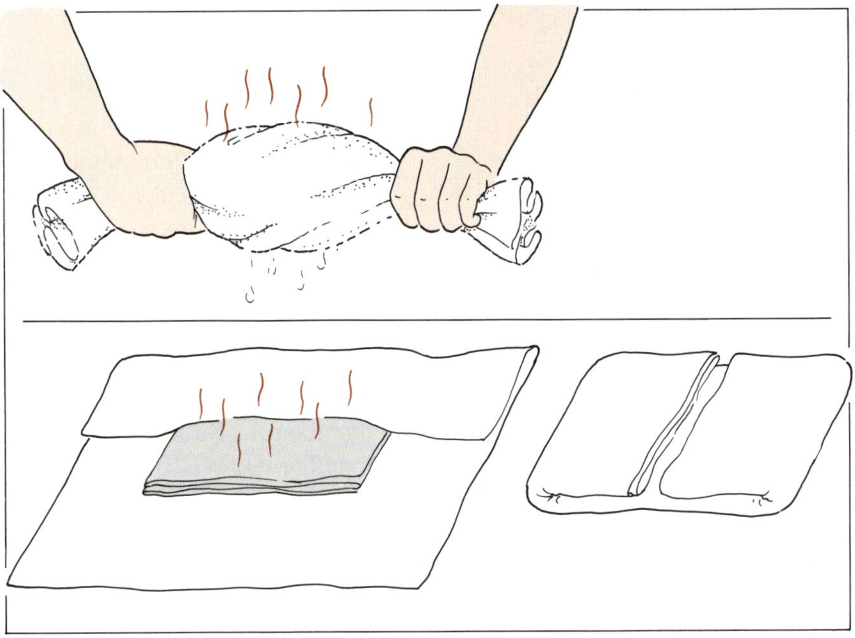

**Vorgehen/Technik:**

- das gefaltete Leinentuch in kochendheißes Wasser tauchen
- das Leinentuch aus dem heißen Wasser nehmen und in dem Handtuch auswringen
- die ausgewrungene Kompresse in das Flanelltuch einschlagen
- die Kompresse mit den vorbereiteten Wickeltüchern an der jeweiligen Stelle des Körpers befestigen
- Plazierung: je nach Indikation
- *Liegedauer:* Abnahme, wenn die Dampfkompresse nicht mehr warm ist
- anschließend ca. eine bis eineinhalb Stunden (Bett-)Ruhe

## Quarkauflage

**Anzuwenden bei (Indikationen):**
Entzündungen
der Gelenke,
der Venen,
der Haut
stumpfen Traumen (Prellungen, Verstauchungen)

**Wirkung:**
wärmeentziehend
entzündungshemmend
gewebsberuhigend
abschwellend
hautpflegend

**Was wird dazu benötigt?**
3 Wickeltücher (Größe entsprechend der zu behandelnden Fläche):
1 Leinentuch
1 Baumwolltuch
1 Wolltuch
1 Gazetuch (oder ein Stück Tüllgardinenstoff)
Quark/Topfen
Milch

**Vorgehen/Technik:**
- Quark oder Topfen mit etwas Milch zu einem geschmeidigen Brei zusammenrühren
- fingerdick auf das feuchte Leinentuch auftragen und mit Gaze (oder Tüllgardinenstoff) abdecken
- auf zu behandelnde Stelle (Gelenk, Venen) auflegen, darüber das Baumwolltuch darüber das Wolltuch

*Liegedauer:*
- soll Wärmeentzug erfolgen, muß die Auflage entfernt werden, *bevor* sie sich erwärmt, ggf. dann mehrfach wiederholen
- sonst bis zum Trockenwerden

## Herzkompresse kalt

**Anzuwenden bei (Indikationen):**
allgemeiner Unruhe, Erregung
Herzklopfen, Herzjagen (auch während einer Anwendung, z. B. Heusack)
nervösen Herzbeschwerden

**Vorsicht bei/nicht geeignet bei (Kontraindikationen):**
Angina pectoris

**Wirkung:**
dämpfend, beruhigend
herzfrequenzsenkend

**Was wird dazu benötigt?**
1 Leinentuch naß (20 × 20 cm, achtlagig)
1 Baumwolltuch
1 Wolltuch

**Besondere Bemerkungen:**
Auch mehrmals nacheinander anwendbar.

**Vorgehen/Technik:**
- Leinentuch in kaltes Wasser tauchen und leicht auswringen
- auf Herzgegend (linke vordere Brustseite) auflegen
  darüber: Baumwolltuch
  darüber: Wolltuch
- *Liegedauer:* ca. 10 bis 15 Minuten

## Leibauflage heiß

**Anzuwenden bei (Indikationen):**
Blähungen
Verkrampfungszuständen

**Vorsicht bei/nicht geeignet bei (Kontraindikationen):**
Entzündungen im Bauchraum

**Wirkung:**
krampflösend
durchblutungsfördernd

**Besondere Bemerkungen:**
Vorsicht Verbrennungsgefahr sowohl beim Auswringen als auch beim Auflegen der Auflage!

**Was wird dazu benötigt?**
1 Leinentuch (40 × 190 cm)
1 Baumwolltuch (50 × 190 cm)
1 Wolltuch (45 × 190 cm)
kochendes Wasser (ca. ein bis zwei Liter)
Handtuch zum Auswringen des Leinentuches

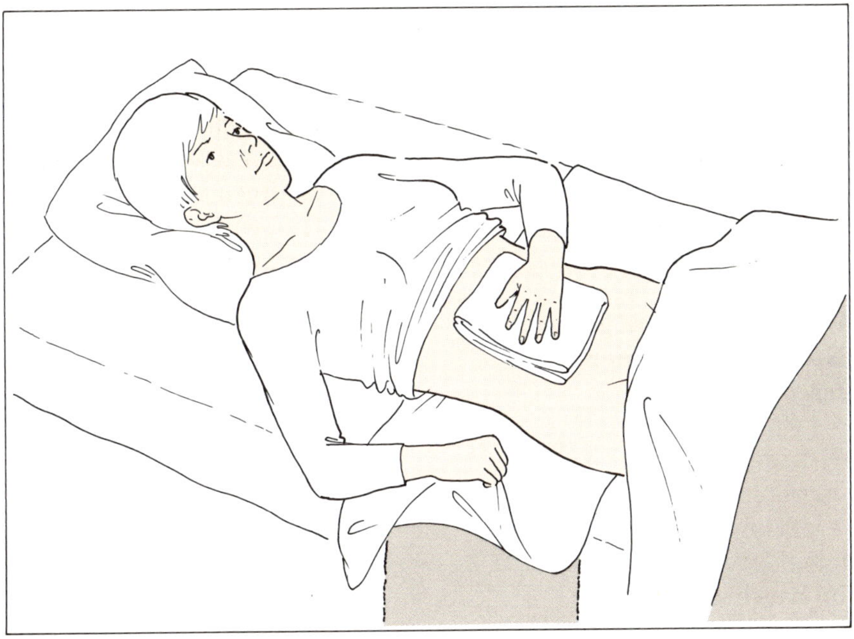

**Vorgehen/Technik:**

- achtfach gefaltetes Leinentuch in kochendes Wasser eintauchen, abtropfen lassen, in Handtuch einrollen und kräftig auswringen
- vorsichtig auf den Leib legen (Nabel in Mitte) und mit bereitgelegten Tüchern befestigen (siehe Lendenwickel, S. 81)
- *Liegedauer:* solange die Auflage als warm empfunden wird

## Leibauflage kalt

**Anzuwenden bei (Indikationen):**
Verstopfung, Darmträgheit, insbesondere bei schlaffem atonischem Darm
Fieberzuständen

**Vorsicht bei/nicht geeignet bei (Kontraindikationen):**
Regelblutung

**Wirkung:**
tonisierend, anregend
verdauungsfördernd
durchblutungsfördernd (im Bauchraum)
entzündungshemmend

**Was wird dazu benötigt?**
1 Leinentuch (40 × 190 cm)
1 Baumwolltuch (50 × 190 cm)
1 Wolltuch (45 × 190 cm)
kaltes Wasser (ca. ein bis zwei Liter)

**Vorgehen/Technik:**
- achtfach gefaltetes Leinentuch in kaltes Wasser eintauchen und kräftig auswringen
- auf den Leib legen (Nabel in Mitte) und mit bereitgelegten Tüchern befestigen (siehe Lendenwickel, S. 81)
- *Liegedauer:* 45 bis 75 Minuten (orientiert am Wohlbefinden)

## Dämpfe

*»Wie unsere sämtlichen Wasseranwendungen, so wirken auch die Dämpfe in der gelindesten Form und deshalb durchaus unschädlich und ungefährlich.*
*Gleichwohl erheischt die Anwendung der Wasserdämpfe große Vorsicht. Was den Kranken, der richtig und nach Vorschrift anwendet, gesund macht, kann bei Nachlässigkeit und Sichgehenlassen einen Gesunden krank machen.«*

Sebastian Kneipp, Meine Wasserkur, 1888

Dämpfe sind Heißanwendungen mit therapeutischem Charakter, die sich sehr gut für den Hausgebrauch eignen. Sie wirken durch die Wärme durchblutungsverbessernd, krampf- und schleimlösend.

Sowohl akute wie auch chronische Erkrankungen lassen sich mit Dämpfen behandeln. Diese sollten jedoch nur nach ärztlicher Verordnung verabreicht werden.

Aufgrund der guten Durchführbarkeit und der Vielfalt der Anwendungsmöglichkeiten sei hier vor allem der Kopfdampf dargestellt.

## Kopfdampf

**Anzuwenden bei (Indikationen):**
Nebenhöhlenentzündungen akut und chronisch, auch eitrig
degenerativen Schleimhauterkrankungen der oberen Luftwege sowie im Nasen- und Rachenraum
Hautunreinheiten (Akne)
gefäßbedingtem (vasomotorischem) Kopfschmerz
Erkältungen, Schnupfen, Husten, Heiserkeit

**Vorsicht bei/nicht geeignet bei (Kontraindikationen):**
grünem Star
grauem Star
entzündlichen Hauterkrankungen
starker Arterienverkalkung
starkem allgemeinem Schwächezustand

**Wirkungsweise:**
schleimlösend
sekretionsfördernd
entzündungswidrig
durchblutungsfördernd
hautreinigend
schweißtreibend
stoffwechselanregend
krampflösend
schmerzstillend

**Was wird dazu benötigt?**
Hocker
Topflappen
kochendes Wasser (drei bis fünf Liter)
1 Laken
1 große Wolldecke
Zusätze (siehe unten)

**Besondere Bemerkungen:**
*Wichtig:*
Verabreichung am besten nachmittags ca. 15 bis 17 Uhr (von mehrmals täglich bis dreimal in der Woche)
Warme Füße! (nicht auf kaltem Boden)
Am besten Anwesenheit einer Aufsichtsperson, vor allem bei Kreislauflabilen besteht Kollapsgefahr!
Bei Krankheiten ärztliche Verordnung erforderlich

*Zusätze:*
Kamillenblüten (ca. eine Handvoll) oder
Kamillentee-Beutel (vier Stück auf fünf Liter Wasser) oder
Fertigpräparate: z. B. Kamillosan, Perkamillon
ätherische Öle: z. B. Pfefferminz-, Eukalyptus-, Fichtennadelöl (Dosierung gemäß Herstellerhinweis)

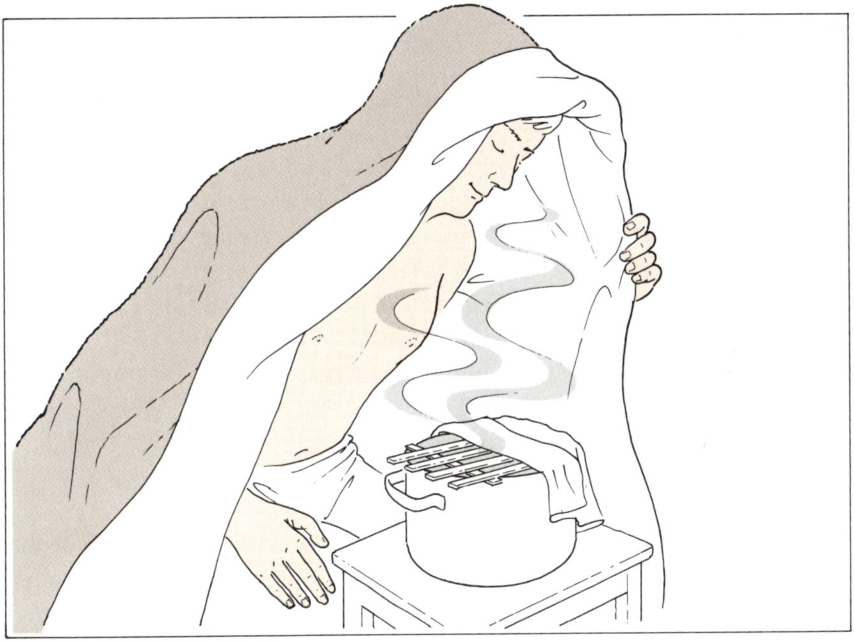

**Vorgehen/Technik:**

- drei bis fünf Liter Wasser im Kochtopf zum Sieden bringen
- den Topf am besten auf einem Hocker (gegebenenfalls vor dem Bett) plazieren
- zur Sicherheit möglichst einen Rost (Lattenrost o. ä.) über den Topf legen
- die Zusätze (z. B. ätherische Öle) dem Wasser hinzufügen
- für möglichst bequeme Sitzhaltung ohne Einschnürung sorgen
- den entkleideten Oberkörper über den Topf beugen
- Kopf und Oberkörper mit Leintuch und Wolldecke so abdekken, daß möglichst kein Dampf entweichen kann
- *Dauer:* acht bis zehn Minuten (gegebenenfalls bis 20 Minuten) die Dämpfe durch Mund und Nase einatmen
- anschließend Waschung des Gesichtes mit Wasser von indifferenter Temperatur (= Hauttemperatur) bei degenerativen und chronischen Erkrankungen kalte Abgießung des Gesichts (oder Gesichtsguß)
- anschließend etwa eine Stunde Bettruhe
- keinesfalls sofort an die kühle Luft gehen

## Bäder

*»Wie vom Kopf bis zum Fuß verschiedene Körperteile sind, die ihren eigenen Namen tragen, so sind auch die Gießungen, angefangen vom Kopfguß bis zum Fußguß, den einzelnen Körperteilen angemessen und nach diesen benannt.*
*Ganz so verhält es sich mit den Bädern, die bei anderer Anwendung auch eine andere Wirkung hervorbringen, und deren eine große Anzahl, verschieden in der Anwendung und verschieden in der Wirkung angeführt werden.*
Sebastian Kneipp, Mein Testament, 1895

Die im Rahmen der Kneipp-Anwendungen üblichen Bäder sind Teil- oder Vollbäder, zumeist mit pflanzlichen Wirkstoffen versetzt.

Nach der **Flächenausdehnung** (der vom Wasser benetzten Körperoberfläche) unterscheidet man Vollbäder, Dreiviertelbäder, Halbbäder, Sitzbäder, Armbäder (bis Mitte Oberarm), Fußbäder (Unterschenkel).

Nach der **Temperatur** unterscheidet man
- warme Bäder (36 bis 38 °C)
- kalte Bäder (bis 18 °C)
- Wechselbäder (warm/kalt)
- temperaturansteigende Bäder (indifferent bis 39 °C)

Die **übliche Badedauer** beträgt für
- warme Voll- und Teilbäder 10 bis 20 Minuten
- Wechselbäder 5 Minuten warm, 10 Sekunden kalt (wiederholen)
- temperaturansteigende Bäder klassisch 20 bis 25 Minuten (ohne nachfolgende Kaltanwendung)
- temperaturansteigende Bäder modifiziert 8 bis 12 Minuten (mit nachfolgender Kaltanwendung)
- kalte Bäder 6 bis 30 Sekunden

Die **Reizstärke** der Bäder richtet sich nach
- der Zeitdauer
- der Flächenausdehnung
- der Temperatur
- der individuellen Reaktionslage/Belastbarkeit

## Wirkfaktoren bei Bädern

Die **physikalischen** Wirkfaktoren sind *Temperatur,* hydrostatischer Druck und Auftrieb.
- *Warme Bäder* haben eine vagotonisierende Wirkung: Sie führen zu einer Öffnung der Hautgefäße (Blutmenge in der Haut bis 1,5 Liter), zur Steigerung der Schweißsekretion, zur Eindikkung des Blutes (dadurch entsteht eine Sogwirkung und Entschlackung der Körperzellen und des Zwischenzellraumes), außerdem zu einer Alkalisierung und Blutzuckersenkung und zur Anregung der Darmperistaltik.
- *Kalte Bäder* beeinflussen den Sympathikus, d. h. sie wirken blutverdünnend, pH-Werte-senkend, blutzuckersteigernd und sie verringern die Darmperistaltik.
- Durch das Gewicht des Wassers werden Venen und Lymphgefäße komprimiert und die Blutmenge in die inneren Organe verlagert (Vorsicht bei Herzleistungsminderung).
- Der *Auftrieb* des Wassers führt zur Entlastung des Bewegungsapparates bei degenerativen Gelenkserkrankungen.

Außerdem kommen chemische und psychologische Wirkfaktoren zum Tragen:
- die Haut ist imstande, die aus *Badezusätzen* freigesetzten Essenzen aufzunehmen; dabei werden im Blut ähnlich hohe sogenannte Wirkspiegel erzeugt wie bei Aufnahme durch Tabletten, Tees etc.
- Bäder führen je nach Zusatz und Temperatur *Entspannung* oder *Anregung* herbei und sorgen damit für körperliches und seelisches Wohlbefinden.

## Badezusätze

*Badezusätze* sind als Extrakte, Öle oder Salze erhältlich. Für das häusliche Wannenbad sind *Badeöle* zu empfehlen (Reinigung). Für Teilbäder in speziellen Behältern (Arm- und Fußbadewannen) sind auch *Extrakte* möglich.

Pflanzenextrakte werden entweder als *Badesalze* an Kochsalz oder Meersalz gebunden verwendet oder sind in Form der *Badeöle* mit Fetten, Rückfettern oder Ölen versetzt. Bei den sog. *Aquasanen* handelt es sich um wannenreine Pflanzenextrakte.

Badezusätze werden über die Haut und über die Atemwege aufgenommen. Sie wirken über die Geruchsnerven auf die Stimmungslage.

**Ölbäder** Pflanzenauszüge sind an hautfreundliche Verteilerstoffe (Emulgatoren), Fette, Rückfetter und Öle gebunden.

*Eigenschaften:*
- keine Allergieerscheinungen
- Wannenreinheit
- leichte Anwendbarkeit zu Hause, im Kurort, auf Reisen und in den Ferien

**Badesalze** sind Kombinationen aus Salzen und ätherischen Ölen.

*Eigenschaften:*
- zusätzlich zum Effekt des ätherischen Öles Verstärkung der Hautwirkung durch das Salz

**Aquasane** Emulgatoren (Verteilerstoffe) und hautfreundliche Schaumstoffe dienen als Grundlage.

*Eigenschaften:*
- angenehme psychologische Wirkung (Geborgenheit und Entspannungsgefühl), dadurch zusätzliche Wirkung auf das vegetative Nervensystem
- Wannenreinheit

Bitte beachten: Manche Badeextrakte, z. B. Eichenrinde, Zinnkraut, enthalten Säuren (z. B. Gerbsäure), die die Wanne verschmutzen.

Die wichtigsten **Pflanzenextrakte**

| Extrakt aus | Wirkung | Heilanzeige |
|---|---|---|
| Baldrianwurzel | beruhigend | Schlaflosigkeit, nervöse Unruhe |
| Chlorophyll | geruchs- und entzündungshemmend | Wundheilung, entzündliche Hautkrankheiten |
| Fichtennadel | durchblutungsfördernd, anregend, auswurffördernd | Bronchitis (Inhalation während des Bades bzw. Aufnahme durch die Haut wie bei Bronchialbalsamen), Veg. Dystonie, Durchblutungsstörungen<br>Muskelatrophien |
| Hopfen | beruhigend, durchblutungsfördernd | leichte Schlaflosigkeit, nervöse Beschwerden, allgem. Erschöpfungszustände, Stoffwechselerkrankung |
| Eichenrinde | zusammenziehend | chronische Ekzeme, Frostbeulen, Ulcera, Hämorrhoiden |
| Haferstroh | entzündungshemmend | Entzündungen der Haut |
| Kamillenblüten | entzündungswidrig, krampflösend | Wundbehandlung, Dermatitis, Ekzem, Analfissuren |
| Melissenblätter | beruhigend | leichte Schlaflosigkeit, nervöse Erkrankungen |
| Lavendelblüten | durchblutungsfördernd, beruhigend | rheumatische Erkrankungen, Juckreiz, nervöse Beschwerden |
| Rosmarinblätter | steigert die periphere Durchblutung, krampflösend, anregend, durchblutungsfördernd | Muskelschmerzen, Hypotonie |
| Roßkastanie | venentonisierend, entzündungshemmend, ödemhemmend | venöse Stauungen, Hämorrhoiden, Ulcus Cruris |
| Schachtelhalm (Zinnkraut) | wundheilungsfördernd | Wundbehandlung, Verbrennungen, Ulcus Cruris, Decubitus |
| Thymiankraut | auswurffördernd, krampflösend, keimtötend | Bronchitis (nach Aufnahme über die Haut bzw. Inhalation während des Bades) |
| Wacholder | durchblutungsfördernd | rheumatische Erkrankungen, Muskelverspannungen |
| Weizenkleie | entzündungswidrig, juckreizstillend | oberfl. Wundbehandlung, Nesselsucht, Decubitus |

## Armbad kalt

»Die Tasse Kaffee der Naturheilkunde« – beruhigt das Herz, regt den Geist an!

**Anzuwenden bei (Indikationen):**
Abgeschlagenheit, Müdigkeit
Abgespanntheit
nervösem Herzjagen, Herzklopfen, Herzstichen ohne organische Herzkrankheit
körperlicher und geistiger Erschöpfung
Tennis-, Golfellenbogen (Epikondylitis) zur Schmerzdämpfung
bei niedrigem Blutdruck schlaffördernd
bei hohem Blutdruck senkend

**Vorsicht bei/nicht geeignet bei (Kontraindikationen):**
Angina pectoris
organischen Herzkrankheiten
kalten Händen (vorher erwärmen!)
Gefäßkrämpfen

**Wirkung:**
Herz: schlagfrequenzsenkend, beruhigend
psychovegetativ: erfrischend, regt an, ohne aufzuregen

**Was wird dazu benötigt?**
Armbadewanne
(gegebenenfalls Waschbecken, Brunnentrog)

**Besondere Bemerkungen:**
Nicht mit kalten Händen ins kalte Wasser!

Zeitpunkt der Anwendung: am besten in den frühen Nachmittagsstunden

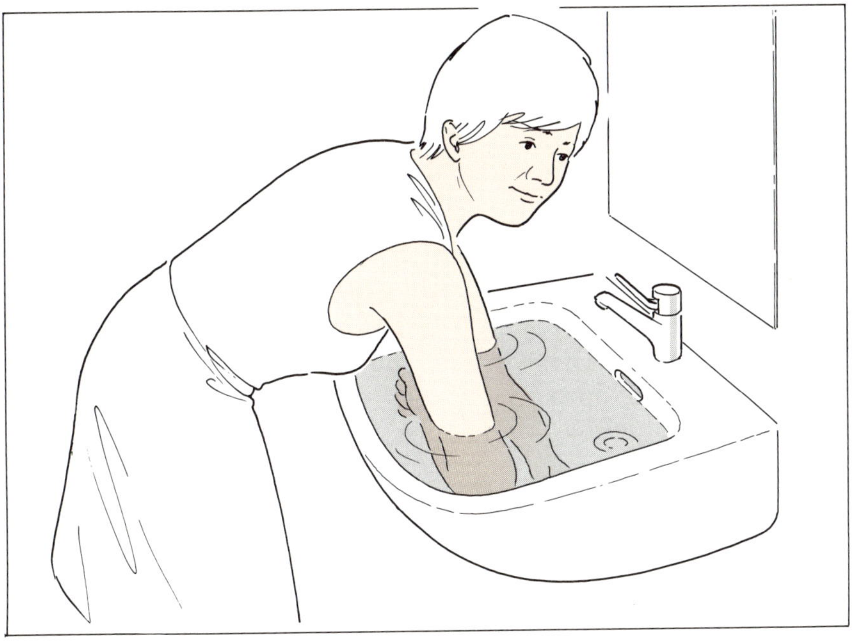

**Vorgehen/Technik:**

- Gefäß mit kaltem Wasser füllen
  Temperatur: so kalt wie möglich (ca. 12 bis 18 °C)
- Arme bis Mitte Oberarm eintauchen
  *Dauer:* bis 30 Sekunden, je nach Wassertemperatur, bis zum Eintreten von Kältegefühl/Kälteschmerz
- danach Wasser nur abstreifen, nicht abtrocknen,
  dadurch wird die Reizstärke vergrößert und verlängert (Verdunstungskälte)
- Arme bewegen (pendeln), bis Wärmegefühl eintritt

## Armbad warm

entkrampft (lindert Verkrampfungen an Herz, Lunge und Bewegungsapparat)

**Anzuwenden bei (Indikationen):**
örtlichen nicht entzündlichen rheumatischen Beschwerden
Arthrosen der Hände (Heberden-, Rhiz-, Bouchard-Arthrose)
»nervösem« Herz, leichter Herzenge
Bronchitis
chronisch kalten Händen
Vorbereitung zur Maniküre

**Vorsicht bei/nicht geeignet bei (Kontraindikationen,** insbesondere bei heißer Temperatur):
Lymphstau, Lymphödem des Armes (gegebenenfalls Anwendung am anderen Arm)
Bluthochdruck
Herzerkrankungen
Gefäßkrämpfen

**Wirkung:**
Arthrose: die Beweglichkeit verbessernd
Herz: beruhigend, krampflösend
Lunge: bronchienentkrampfend, -erweiternd, schleimlösend
Haut: entzündungshemmend

**Was wird dazu benötigt?**
Armbadewanne (Waschbecken)
gegebenenfalls Zusätze

**Besondere Bemerkungen:**
Zusätze bei
Arthrosen: Heublumen, Fichte, Latschenkiefer
Bronchitis: Thymian
Entzündungen: Kamille

**Vorgehen/Technik:**
- bequeme Sitzhaltung erforderlich
- Gefäß mit warmem Wasser füllen, Temperatur 36 bis 38 °C
- Arme bis Mitte Oberarm eintauchen (bei Arthrosen die Hände im Wasser bewegen)
- *Dauer:* 15 bis 20 Minuten
- danach abtrocknen

## Armbad temperaturansteigend

**Anzuwenden bei (Indikationen):**
Koronarerkrankungen
Zustand nach Herzinfarkt (bei Vermeidung von Wärmestau und Schweißausbruch eventuell auch schon bei bettlägerigen Patienten nach Herzinfarkt einsetzbar – nur nach ärztlicher Verordnung!)
Stenokardie (Angina pectoris, Herzengegefühl)
Bluthochdruck (Hypertonie) leichteren Grades
Herzinsuffizienz
vasomotorischen gefäßbedingten Kopfschmerzen
Asthma bronchiale/Bronchitis (z. B. mit Thymianzusatz)
Erkältungen im Kopfbereich (gegebenenfalls mit Kamille- oder Thymianzusatz)
arteriellen Durchblutungsstörungen der Beine (Ausnutzung der Fernwirkung und Mitreaktion der Beingefäße)
Sudeck Stadium II
örtlichen nicht entzündlichen rheumatischen Beschwerden

**Was wird dazu benötigt?**
Armbadewanne mit Überlauf (gegebenenfalls Waschbecken mit Überlauf)
Zusätze (siehe Armbad warm)

**Vorsicht bei/nicht geeignet bei (Kontraindikationen):**
Venenleiden der Arme
Lymphstau, Lymphödem der Arme (Anwendung am anderen Arm)
Lähmungen

**Wirkung:**
reflektorische Gefäßerweiterung, dadurch zentrale Kreislaufentlastung
Beeinflussung und Verbesserung der Herzdurchblutung auf reflektorischem Wege
Verbesserung der Beweglichkeit

**Vorgehen/Technik:**
- bequeme Sitzhaltung erforderlich
- Beginn eventuell erst rechts, später beidseits
- Gefäß mit Wasser füllen, Temperatur ca. 33 °C (hautwarm)
- Steigerung der Temperatur innerhalb von 15 bis 20 Minuten bis 39 °C
- danach: abtrocknen
- 15 bis 30 Minuten Bettruhe

**Keine kalte Nachbehandlung!**

## Wechselarmbad

Regt an – nicht auf!

**Anzuwenden bei (Indikationen):**
Kreislaufstörungen, vor allem bei niedrigem Blutdruck
Durchblutungsstörungen der Arme und Beine
Bluthochdruck (Hypertonie) leichteren Grades
Arthrosen (Rhizarthrose, Bouchard, Heberden)
Atemwegserkrankungen
Erschöpfungszuständen
chronischen Pilzerkrankungen der Hände (z. B. Kamillenzusatz)
Rhagaden/Schrunden
dyshidrotischem Handekzem

**Vorsicht bei/nicht geeignet bei (Kontraindikationen):**
Angina pectoris
organischen Herzkrankheiten
Gefäßkrämpfen

**Wirkung:**
Gefäßtraining
durchblutungsfördernd
vegetativ stabilisierend

**Was wird dazu benötigt?**
Zwei Armbadewannen (Waschtröge oder ähnliches)
gegebenenfalls Zusätze

**Besondere Bemerkungen:**
*Zusätze* (in das Gefäß mit *warmem* Wasser geben!) bei
Kreislaufstörungen: Rosmarin
Arthrosen: Fichte
Bronchialerkrankungen: Thymian
degenerativen rheumatischen Erkrankungen: Heublumen

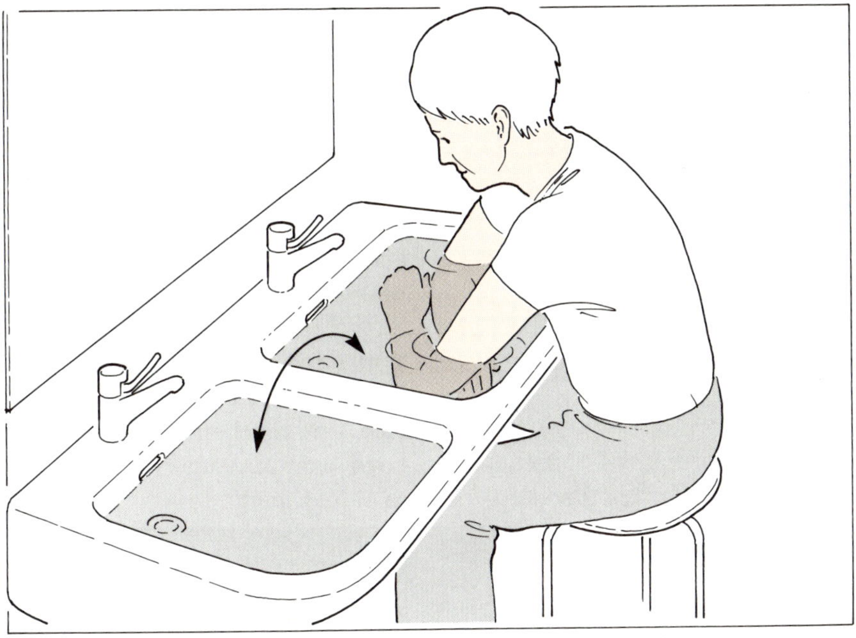

**Vorgehen/Technik:**
- bequeme Sitzhaltung erforderlich!
- die Gefäße füllen
  warm: 36 bis 38 °C (eventuell mit Zusatz)
  kalt: bis 18 °C (so kalt wie möglich)
- *Zeitablauf:*
  warm: 5 Minuten
  kalt: 10 Sekunden
- einmal wiederholen:
  warm: 5 Minuten
  kalt: 10 Sekunden
- danach: Bewegung oder Bettruhe

## Fußbad kalt

**Anzuwenden bei (Indikationen):**
venösen Durchblutungsstörungen
Varikosis
Zustand nach Thrombophlebitis
leichten arteriellen Durchblutungsstörungen (AVK I–II) (Wiedererwärmung wichtig)
Überhitzung
Einschlafstörungen
akutem Gichtanfall (Großzehengrundgelenk, Knöchelbereich)
akuter Prellung im Knöchel-/Unterschenkelbereich
Herzneurose, Herzkrämpfen, funktionellen Stenokardien (ohne Organerkrankung)
Sudeck Stadium I
Kopfschmerzen
Nasenbluten
Fußmüdigkeit

**Vorsicht bei/nicht geeignet bei (Kontraindikationen):**
akuten Harnwegsinfekten (Nieren-, Blasenleiden)
Frieren/Frösteln, kalten Füßen
Kälteallergie
Koronarinsuffizienz
massivem Bluthochdruck
akuter Ischiasnervenreizung
arteriellen Durchblutungsstörungen schwereren Grades (AVK III–IV)
Krampfneigung der Beine

**Wirkung**
(ähnlich wie Wassertreten):
infektvorbeugend, abhärtend
schlaffördernd
venenkräftigend
abschwellend
reaktiv mehrdurchblutend

**Was wird dazu benötigt?**
Fußbadewanne
(oder entsprechendes Gefäß, z. B. Farb- oder Maleimer)
ca. 3 Min. Zeit

**Besondere Bemerkungen:**
Nur mit warmen Füßen ausführen!

**Vorgehen/Technik:**
- Plazierung des Gefäßes am besten in der Badewanne (dadurch leichtes Füllen und leichtes Leeren!)
- Gefäß mit kaltem Wasser füllen
  Temperatur: so kalt wie möglich (ca. 12–18 °C)
- *Dauer:* ca. 15 Sek. bis 1 Min.
- danach: Wasser nur abstreifen, nicht abtrocknen!

Wiedererwärmung wichtig, aktiv durch Gehen oder passiv im Bett (ggf. mit Socken)

## Fußbad warm

Für Wärmebedürftige!

**Anzuwenden bei (Indikationen):**
leichten arteriellen Durchblutungsstörungen (AVK I–II)
chronischen Schlafstörungen (abends vor dem Schlafengehen)
chronischen Infekten (v. a. im Nasen-Rachenbereich, Nebenhöhlenentzündungen)
allgemeiner Abwehrschwäche
chronischer Stuhlverstopfung
vermehrtem Fußschweiß
Vorbereitung zur Fußpflege (Pediküre)
chronisch kalten Füßen
Nachbehandlung von Zerrungen, Prellungen

**Vorsicht bei/nicht geeignet bei (Kontraindikationen):**
Beinvenenentzündungen/-erweiterungen (Varizen)
Hypertonie

**Wirkung:**
durchblutungsfördernd
schlaffördernd
beruhigend
reflektorisch entspannend auf Bauch- und Beckenorgane

**Was wird dazu benötigt?**
Fußbadewanne
(oder entsprechendes Gefäß, z. B. Farb- oder Maleimer)

**Besondere Bemerkungen:**
Bei Venenleiden Wasserspiegel nur bis zum Knöchel!

**Vorgehen/Technik:**
- Plazierung des Gefäßes am besten in der Badewanne (dadurch leichtes Füllen und leichtes Leeren!)
- Gefäß bis unters Knie mit Wasser füllen
  Temperatur: ca. 36–38 °C (ggf. höher)
- danach: kurzer kalter Abguß (Knieguß oder kaltes Fußbad) empfehlenswert, Temperatur ca. 12–18 °C

## Fußbad temperaturansteigend

Führt intensiv Wärme zu – der *Erkältete* braucht *Wärme!*

**Anzuwenden bei (Indikationen):**
akuten und chronischen Harnwegsinfekten
Erkältungskrankheiten im Anfangsstadium (Niesen, Halskitzeln, Frösteln, Unwohlsein)
Störungen im Wärmehaushalt! (chronisch kalte Füße!)
leichten bis mittelschweren Durchblutungsstörungen der Beine (Stadium Fontaine I–II, siehe dazu Anhang)
vasomotorischen gefäßbedingten Kopfschmerzen (Abfangen des Anfalls, Ableitung in die Beine)
Sudeck Stadium II der unteren Extremitäten
örtlichen nicht entzündlichen rheumatischen Beschwerden
Hypertonie leichteren Grades
Herzinsuffizienz (kompensiert oder nur gering dekompensiert) Stadium Fontaine I–II (siehe dazu Anhang)
chronischen Nasenneben- und Stirnhöhlenentzündungen
Gefäßkrämpfen
Menstruationsbeschwerden

**Vorsicht bei/nicht geeignet bei (Kontraindikationen):**
Varikosis (Krampfaderleiden)
Venentzündungen (Thrombophlebitis)
Herzbeschwerden
bei schweren arteriellen Durchblutungsstörungen (AVK III–IV) nur am gesunden Bein anwendbar (Ausnutzung der gleichsinnigen Mitreaktion am kranken Bein = konsensuelle Reaktion)

**Wirkung:**
sofortige örtliche Überwärmung
Mehrdurchblutung mit reflektorischer Wirkung auf die Unterleibsorgane (Urogenitaltrakt) und auf die Schleimhäute im Nasen-Rachenraum

**Was wird dazu benötigt?**
1 Fußbadewanne oder entsprechend großes Gefäß ggf. Zusätze (s. o.)

**Besondere Bemerkungen:**
Hervorragende Wirkung bei Erkältungskrankheiten im Anfangsstadium (Thymian in das laufende Wasser geben)

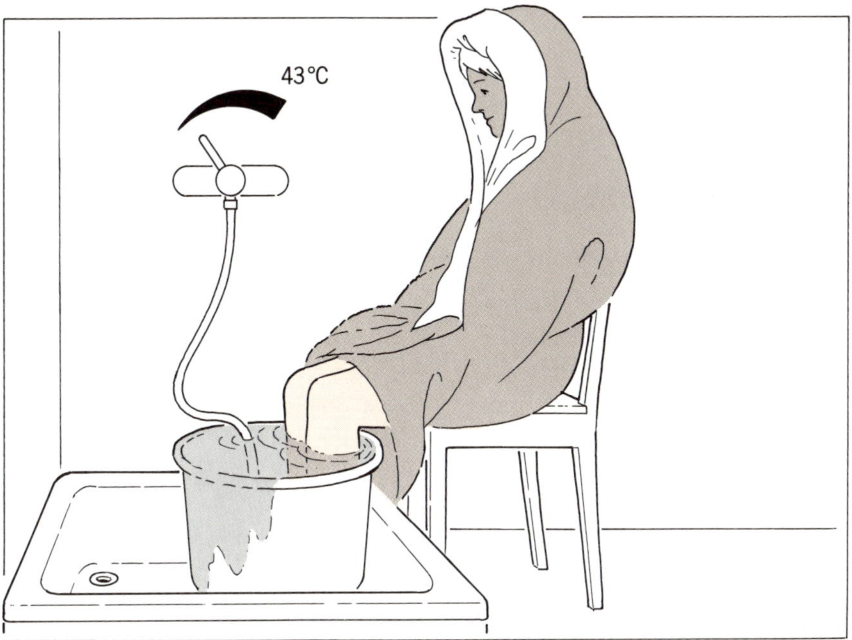


**Vorgehen/Technik:**

- Plazierung des Gefäßes am besten in der Badewanne (dadurch leichtes Füllen und leichtes Leeren!)
- Füllen des Gefäßes mit Wasser Temperatur: ca. 33 °C ± 1 °C (hautwarm)
- Steigerung der Temperatur innerhalb von 15–20 Min. bis 39 °C, evtl. 40–42 °C
- anschließend abtrocknen
- 15–30 Min. Bettruhe

## Wechselfußbad

Fördert den Kreislauf, verhindert Infekte.

**Anzuwenden bei (Indikationen):**
chronisch kalten Füßen
niederem Blutdruck (Hypotonie)
chronischen Erkältungskrankheiten (Infektanfälligkeit)
chronischen Nasennebenhöhlenerkrankungen
Kopfschmerzen, Blutandrang im Kopf
Sudeck Stadium III
Schlafstörungen

**Vorsicht bei/nicht geeignet bei (Kontraindikationen):**
Varikosis (Krampfaderleiden)
Gefäßkrämpfen

**Wirkung:**
Gefäßtraining
wärmeregulierend
abhärtend
vegetativ stabilisierend
kreislaufstabilisierend
schleimhautstabilisierend im Nasen-Rachenraum

**Was wird dazu benötigt?**
2 Fußbadewannen
(oder entsprechende Gefäße, z. B. Farb- oder Maleimer)

**Besondere Bemerkungen:**
Bei Krampfaderleiden das Gefäß mit warmem Wasser nur bis Knöchelhöhe füllen!
*Zusätze* in das Gefäß mit *warmem* Wasser geben!

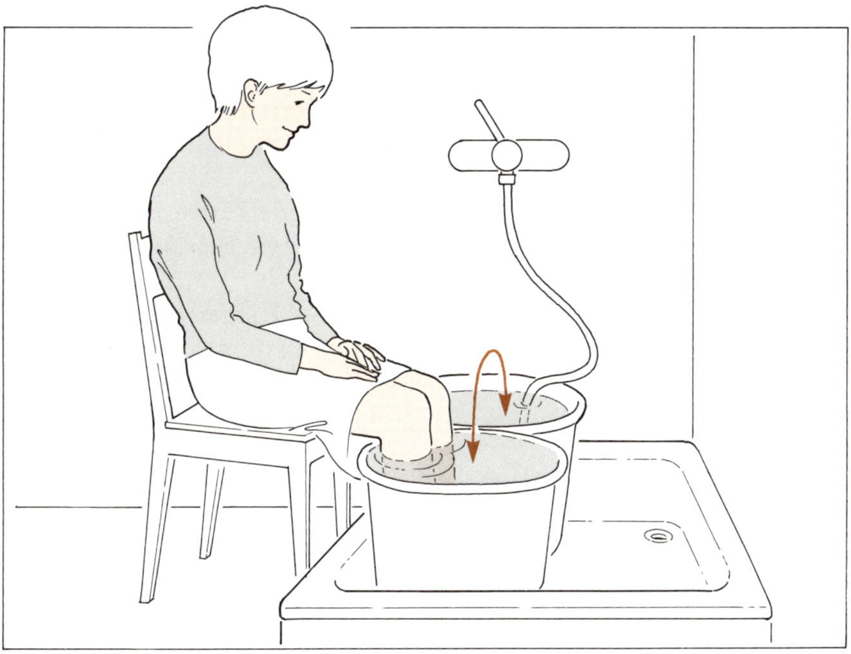

**Vorgehen/Technik:**

- Plazierung der Gefäße am besten in der Badewanne (dadurch leichtes Füllen und leichtes Leeren!)
- Die Gefäße füllen:
  warm: 36–38 °C (evtl. mit Zusatz, s. o.)
  kalt: bis 18 °C (so kalt wie möglich)
- *Zeitablauf:*
  warm: 5 Min.
  kalt: 10–15 Sek.
- einmal wiederholen: warm 5 Min., kalt 10–15 Sek.
- Wasser abstreifen, Strümpfe anziehen
- bis zur Wiedererwärmung bewegen (gehen) oder im Bett erwärmen

## Sitzbad warm

**Anzuwenden bei (Indikationen):**
Hämorrhoiden
Analfissuren
Psoriasis
Prostatavergrößerung
Blasenentzündungen
Analekzemen
Afterjucken

**Wirkung:**
durchblutungsfördernd
entzündungshemmend
hautpflegend

**Was wird dazu benötigt?**
Sitzbadewanne
Badezusatz

**Besondere Bemerkungen:**
*Zusätze* in das laufende Badewasser geben
Eichenrinde: Hämorrhoiden, Analfissuren, Psoriasis, Analekzeme
Zinnkaut: Hämorrhoiden, Prostatavergrößerung
Haferstroh: Blasenentzündungen
Kamille: Analekzeme, Afterjucken

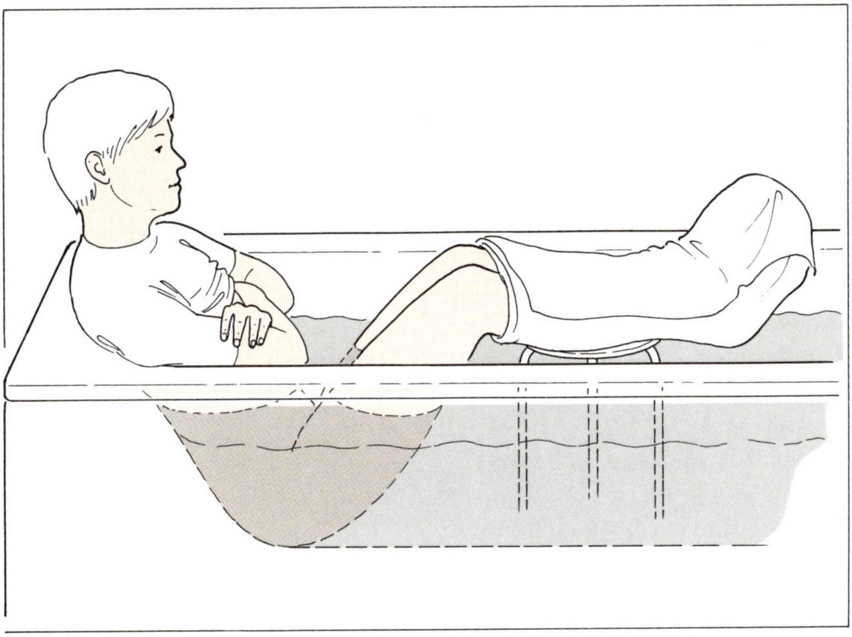

**Vorgehen/Technik:**

- Wassertemperatur: 36–38 °C
- *Badedauer:* 10–20 Min.
- Die Beine werden während des Bades auf einem Fußschemel o. ä. gelagert.
- Oberkörper warm halten!, ggf. mit Pullover, T-Shirt, Decke bedecken
- Abschluß mit Abkühlung (kühle/kalte Waschung, Unterguß kalt)
- anschließend Bettruhe

## Sitzbad temperaturansteigend

**Anzuwenden bei (Indikationen):**
Verstopfung
häufig wiederkehrender Harnblasenentzündung (Zystitis)
krampfartigen Beschwerden an Darm, Nieren, Harnblase (Koliken)
Analfissuren
Harnleitersteinen (Uretersteine)
Prostatitis
Pelvipathia spastica
Kokzygodynie
Beschwerden bei der Regelblutung (Menstruationsbeschwerden)
Ausbleiben der Regelblutung (Amenorrhoe)
Regelblutungen mit verlängertem Intervall (Oligomenorrhoe)

**Vorsicht bei/nicht geeignet bei (Kontraindikationen):**
dekompensierter Herzinsuffizienz

**Wirkung:**
durchblutungsfördernd
entkrampfend

**Was wird dazu benötigt?**
Sitzbadewanne
Badezusatz

**Besondere Bemerkungen:**
*Zusätze* in das laufende Wasser geben

**Vorgehen/Technik:**
- Sitzbadewanne mit Wasser füllen
  Temperatur: ca. 33 °C (Hauttemperatur)
- Steigerung der Temperatur innerhalb von 15–20 Min. bis 39 °C
- danach abtrocknen
- ca. 30 Min. Bettruhe

## Wechselsitzbad

**Anzuwenden bei (Indikationen):**
Verstopfung (Obstipation), vor allem bei schlaffem Darm
Blähungen (Meteorismus)
Wechseljahresbeschwerden
Senkungen im Beckenbereich
Blutandrang zum Kopf

**Wirkung:**
durchblutungsfördernd im Becken-/Bauchraum

**Was wird dazu benötigt?**
2 Sitzbadewannen
ggf. Zusätze

**Besondere Bemerkungen:**
Auf warme Füße achten! – ggf. vorwärmen (Strümpfe anziehen oder warmes Fußbad)
Zusätze in das laufende warme Wasser geben

**Vorgehen/Technik:**
- Sitzbadewannen füllen:
  warm: 36–38 °C
  kalt: bis 18 °C (so kalt wie möglich)
- *Zeitablauf:*
  warm: 5 Min.
  kalt: 10 Sek.
- einmal wiederholen:
  warm: 5 Min.
  kalt: 10 Sek.
- danach: abtrocknen
  ca. 30 Min. Bettruhe

## Halbbad kalt

»Psychopharmakon« der Naturheilkunde – besonders im Sommer!

**Anzuwenden bei (Indikationen):**
vegetativer Übererregbarkeit
Beinvenenleiden
Überhitzungszuständen
Einschlafstörungen

**Vorsicht bei/nicht geeignet bei (Kontraindikationen):**
Menstruation
Blasenentzündung
Ischiasnervenreizung
Frieren, Frösteln
Kältegefühl in den Beinen, kalten Füßen
Neigung zu Gefäßkrämpfen
Neigung zu rheumatischen Erkrankungen
Durchfällen (Diarrhoe)
Darmentzündungen, Darmbluten

**Wirkung:**
entspannend
ausgleichend auf das Vegetativum, nervenkräftigend
erfrischend
abhärtend
schlaffördernd

**Was wird dazu benötigt?**
Badewanne
(Fluß- oder Seeufer)

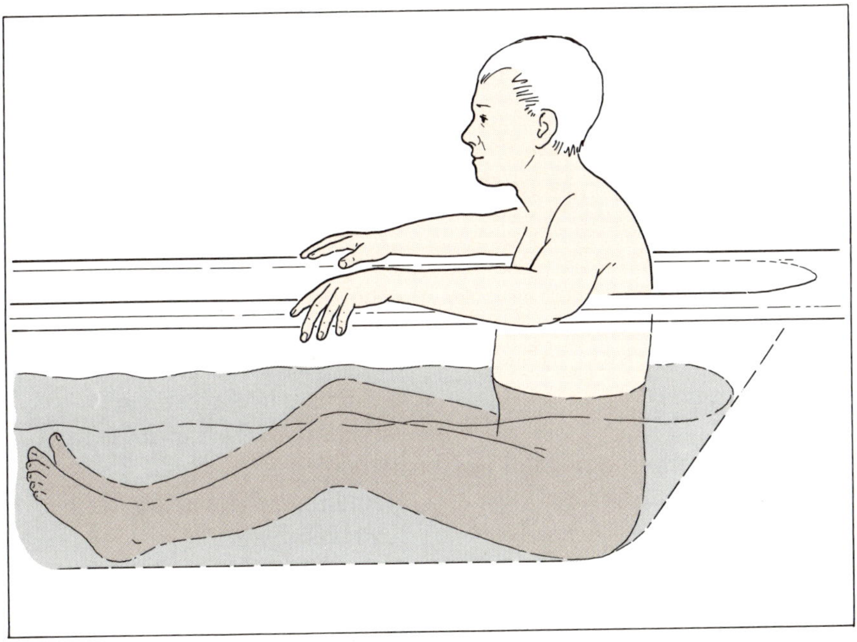

**Vorgehen/Technik:**

- Wanne bis zur Hälfte (etwa Nabelhöhe) mit kaltem Wasser (12–18 °C) füllen
- langsam einsteigen und hinsetzen
- *Badedauer* anfangs ca. 6–10 Sek., später bis ca. 1 Min.
- ggf. Wiedererwärmung im Bett oder besser aktiv durch Bewegung

## Dreiviertelbad warm

**Anzuwenden bei (Indikationen):**
Nervosität, Unruhe
(nicht zu warm: max. 38 °C; nicht zu lang: max. 15 Min.)
Verspannungszuständen körperlicher und seelischer Art
Verschleißerscheinungen am Bewegungsapparat
Schlafstörungen

**Vorsicht bei/nicht geeignet bei (Kontraindikationen):**
Krampfaderleiden (Varikosis)
niedrigem Blutdruck (langsam aufstehen)
Herzerkrankungen (Rücksprache mit dem Arzt!)

**Wirkung:**
meist beruhigend, bei zu langer Badedauer (über 20 Min.) auch anregend oder erregend!
schlaffördernd (bis ca. 38 °C, über 39 °C schlafstörend!)

**Was wird dazu benötigt?**
Badewanne
ggf. Zusatz

**Besondere Bemerkungen:**
*Zusätze* ins laufende Badewasser geben:
Molke: hautpflegend
Kleie: hautpflegend
Rosmarin: leicht anregend
Thymian: bei Erkältungskrankheiten
Heublumen: bei rheumatischen Erkrankungen

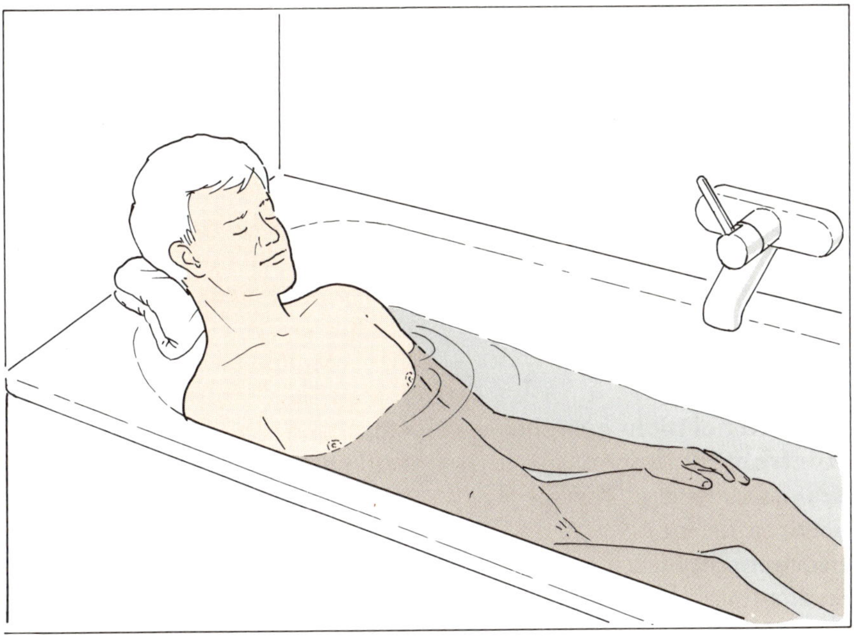

**Vorgehen/Technik:**

- Wanne bis unter die Brustwarzen mit warmem Wasser (36–38 °C) füllen (nach Behaglichkeit)
- *Badedauer:* ca. 10–15 Min.
- langsam aufstehen
- anschließend kühle Abgießung oder kühles Abduschen (siehe dort)
- danach Bettruhe (mind. 20 Min.) ohne Radio oder Fernsehen!
- genießen Sie die Ruhe!

## Vollbad warm

**Anzuwenden bei (Indikationen):**
Arthrose der Wirbelsäule und Gelenke
Verspannungszuständen körperlicher und seelischer Art
vegetativer Übererregbarkeit (Streß)
Schlafstörungen

**Vorsicht bei/nicht geeignet bei (Kontraindikationen):**
Krampfaderleiden (Varikosis)
Herzinsuffizienz
niedrigem Blutdruck
Entzündungszuständen (z. B. rheumatischer Arthritis)

**Wirkung:**
beruhigend und schlaffördernd bei nicht zu langer Badedauer (bis ca. 10 Min., Temperatur max. 38 °C)
muskelentspannend
vegetativ stabilisierend
hautpflegend
nervenentspannend (vagotonisierend)
stoffwechselalkalisierend
die Gelenkbeweglichkeit fördernd

**Was wird dazu benötigt?**
Badewanne
ggf. Zusätze (s. o.)

**Besondere Bemerkungen:**
Vorsicht bei Krampfaderleiden (Varizen), Neigung zu Venenentzündungen!
Bei Komplikationen (Herzsensationen und Blutdruckregulationsstörungen) den Wasserspiegel senken und kalte Herzauflagen machen!
Bei Temperaturen über 38 °C meist anregende/schlafstörende Wirkung
Nie vor und nach Mahlzeiten baden (mindestens 1 Std. Abstand)!

*Zusätze* in das laufende Badewasser geben:
Molke: hautpflegend
Kleie: hautpflegend und -schützend
Rosmarin: leicht anregend
Thymian: bei Erkältungskrankheiten
Heublume: bei rheumatischen Erkrankungen

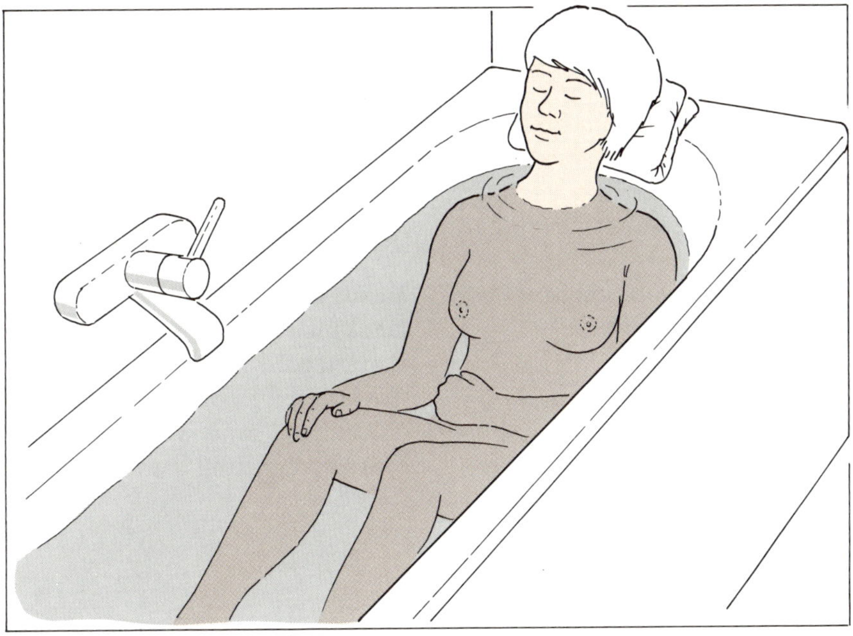

**Vorgehen/Technik:**

- Wanne bis in die Halsgegend mit warmem Wasser (36–38 °C) füllen (nach Behaglichkeit), dabei ggf. Badezusätze zugeben
- *Badedauer:* 10–15 Min. (zur Beruhigung und Schlafförderung bis 10 Min!)
- langsam aufstehen!
- anschließend kühle Abgießung oder kühles Abduschen (siehe dort)
- danach Bettruhe (mind. 20 Min.) ohne Radio oder Fernsehen!
- genießen Sie die Ruhe!

## Abgießung nach warmen Anwendungen

**Anwendung:**
nach Sitzbad, Halbbad, Dreiviertelbad, Vollbad
nach Sauna
bei kräftigen, gesunden Personen

**Vorsicht bei/nicht geeignet bei (Kontraindikationen):**
Kreislaufschwäche

**Wirkung:**
die durch die warmen Bäder vermittelte Wärme soll dem Körper erhalten bleiben
die Hautgefäße (Kapillaren) sollen sich zusammenziehen
der Kreislauf soll stabilisiert werden

**Was wird dazu benötigt?**
Gummischlauch: Länge 1,5 m
Durchmesser ¾ Zoll oder
Gießhandstück (siehe Bezugsquellen)

**Besondere Bemerkungen:**
Der kühle Abguß nach warmen Bädern wird oft als sehr angenehm empfunden, wenn durch das vorangegangene Bad genug Wärme vermittelt wurde.

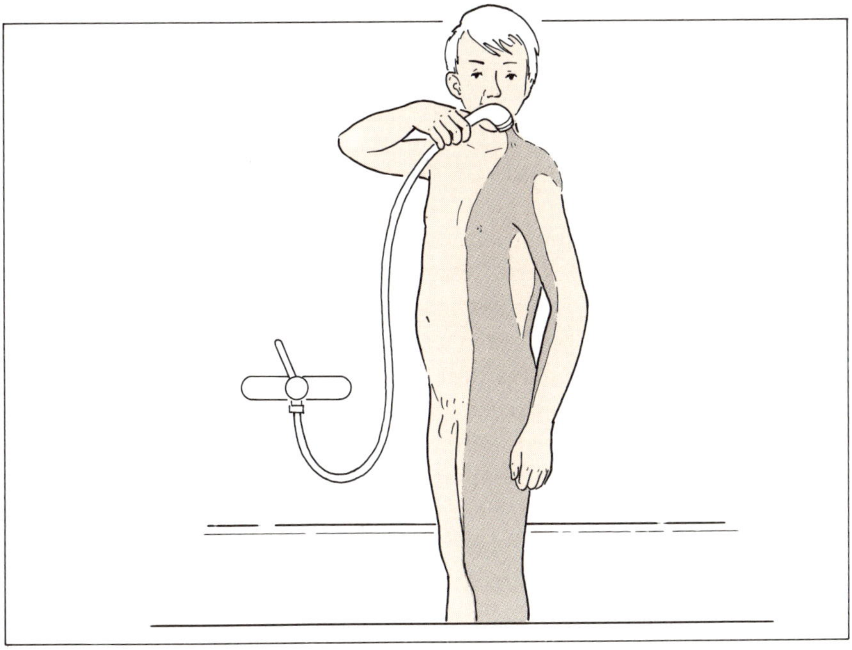

**Vorgehen/Technik:**

- rechtes Bein, linkes Bein jeweils bis zur Leiste
- rechter Arm, linker Arm jeweils bis zur Schulter
- Leib kreisförmig (im Uhrzeigersinn)
- dann über die Brust hochgehend bis zur Schulter, so daß ⅓ des Wassers über den Rücken abfließt und ⅔ nach vorne
- zu der anderen Schulter überwechseln
- abschließend Gesichtsguß (insbesondere nach der Sauna)
- ruhen

# Wasseranwendungen aus der Zeit nach Kneipp

## Sauna

*In der Sauna verraucht der Zorn. (Finnisches Sprichwort)*

Die Sauna ist eine Kombination von starken Heiß- und Kaltreizen. Die Temperatur des Körperkerns wird erhöht, was die Stoffwechselvorgänge beschleunigt. Die Hauttemperatur steigt und mit dem Schweiß werden insbesondere Stoffwechselschlacken (Harnstoff, Milchsäure, auch Blei), Natrium und Kalium ausgeschieden. Ein erhöhter Blutdruck sinkt, niedriger Blutdruck steigt gering an. Die Bronchien erweitern sich, das vegetative System wird stabilisiert, entspannt und Aggressionen sowie Ängste bauen sich ab. Über das intensive Gefäßtraining wirkt die Sauna insbesondere abhärtend. Ob und wann eine Sauna in die Kneipp-Kur integriert werden soll, ist mit dem Kurarzt zu besprechen. Insbesondere ist eine zeitliche Nähe zu anderen Anwendungen zu vermeiden.

Nach Rücksprache mit dem Arzt kann die Sauna als Therapiemaßnahme bei vielen Krankheitsbildern bzw. Beeinträchtigungen des Gesundheitszustandes oder Wohlbefindens nützlich sein.

**Anzuwenden bei (Indikationen):**

Infektanfälligkeit
chronischer Bronchitis
Asthma bronchiale
Bluthochdruck (Hypertonie)
niederem Blutdruck (Hypotonie)
Durchblutungsstörungen im kapillaren Bereich (kalte Hände, kalte Füße)
Abnutzungserscheinungen der Gelenke (Arthrosen)
nicht-entzündlichen Wirbelsäulenerkrankungen
Weichteilrheumatismus
Muskelverspannungen und -verhärtungen (Myogelosen)
Nachbehandlung von Gelenk- und Weichteilverletzungen
vegetativen Regulationsstörungen
Beschwerden der Wechseljahre
depressiven Verstimmungszuständen

**Nicht geeignet bei (absolute Kontraindikationen):**

Arteriosklerose höheren Grades besonders der Herz- und Gehirngefäße
hochgradigen Herz-Kreislauf-Erkrankungen
peripherer arterieller Verschlußkrankheit Stadium III und IV nach Fontaine (Tabelle siehe Anhang)
Epilepsie
Krebsleiden
Schilddrüsenüberfunktion und Schilddrüsenunterfunktion höheren Grades
chronischem Gelenkrheuma entzündlicher Art (rheumatoide Arthritis/Polyarthritis)
entzündlichen Organerkrankungen
akuten Infektionskrankheiten einschließlich nicht völlig inaktiver Tbc
rheumatischem Fieber
akutem fluoridem Ulkusleiden (Geschwür an Magen, Zwölffingerdarm)
hochgradiger vegetativer Erregbarkeit

**Beachten Sie folgende Sauna-Regeln:**

1. Genügend Zeit nehmen! Mindestens zwei Stunden. Nicht hungrig oder mit vollem Magen in die Sauna gehen.
2. Aus hygienischen Gründen vorher gründlich duschen, danach abtrocknen (trockene Haut schwitzt schneller!). Fußwärmebad bei kalten Füßen!
3. Kurzer, aber wärmeintensiver Aufenthalt in der Saunakabine in entspannter Haltung (erst liegen, dann langsam aufrecht hinsetzen).
4. Die *Abkühlphase* (kurz, nicht bis zum Frösteln) beginnt an der Frischluft zum Abkühlen der Atemwege. Danach kräftige *Abkühlung* mit Kaltwasser durch Kneipp-Güsse (herzfern beginnen) oder durch Schwallbrause. Nach Abspülen des Schweißes kurz ins Tauchbecken (bei Bluthochdruck nur kühl abgießen).
5. Anschließend warmes, knöchelhohes Fußbad: erweitert die Blutgefäße im ganzen Hautgebiet. Wichtig für die Abhärtung!

6. Nach vollständiger Wiederabkühlung kann ein zweiter »Gang« gemacht werden. Drei Saunagänge sind ausreichend (jeweils ca. 8–12 Min).
7. Während der Sauna keine Flüssigkeitsaufnahme, da Körperentschlackung sonst unterbleibt. Nachher Säfte, Mineralwasser.

**Die häufigsten Fehler in der Sauna:**

- Abgehetzt in die Sauna (beeinträchtigt Bekömmlichkeit)
- Hungrig in die Sauna (Kollapsgefahr)
- Wechselduschen als Vorbereitung (wertlose Verzögerung)
- Nicht abgetrocknet in die Sauna (verzögert Schweißbildung)
- Muskelarbeit, Gymnastik, viel reden (belastet Atmung und Kreislauf)
- Dauerschwitzen auf der unteren Bank (überlastet Herz, bringt keinen zusätzlichen Nutzen)
- Bürsten, »Schweißschaben« (belastet Kreislauf, belästigt andere)
- Nach der Sauna warm duschen (belastet Atmung und Kreislauf)
- Nachschwitzen in Packung (stört Baderhythmus; Erkältungsgefahr)
- Tauchbecken ohne Abspülen (verunreinigt Beckenwasser)
- Temperiertes Tauchbecken (verzögert Wiederabkühlung, belastet Herz)
- Kein Fußwarmbad (verzögert Kreislaufnormalisierung)
- Kaltes Fußbad, Wassertreten (Gefahr des Gefäßkrampfes)
- Gymnastik, Turnen, Schwimmen (zu starke Kreislaufbelastung)
- Wiederholtes Abseifen (zerstört Säureschutzmantel der Haut)
- Unangekleidet herumstehen, nicht zugedeckt liegen (Gefahr der Unterkühlung, Erkältung)

## Schwimmen als Therapie

Für den »Alltag« die beste Kombination aus Bewegung und Wassertherapie!

**Anzuwenden bei (Indikationen):**
Abgeschlagenheit, insbesondere bei niedrigem Blutdruck
allgemeiner Leistungsminderung
Bewegungsmangel
mangelnder Abhärtung, Infektanfälligkeit

**Vorsicht bei/nicht geeignet bei (Kontraindikationen):**
koronarer Herzerkrankung,
Herzrhythmusstörungen
Auskühlung, Frösteln (vorher erwärmen, heiß duschen oder sich bewegen!), vor allem bei mageren Menschen
fehlender Wiedererwärmung
Nieren- und Blasenentzündungen
Verspannungszuständen im Rahmen rheumatischer Erkrankungen
Neigung zu Gefäßkrämpfen
offenen Trommelfellverletzungen
akuten, auch beginnenden Infekten (»Grippe«!)
Kälteallergie (Kälteurtikaria)
vollem Magen (mindestens eine Stunde Abstand zur letzten Mahlzeit)

**Wirkung:**
Kombination von Temperatur und Bewegungsreiz
Verbesserung der Muskelleistung
Kompression der Venen (Blutverlagerung aus der Haut in die inneren Organe) und Lymphgefäße
Abgabe von Körperwärme (ca. 37 °C) an das Wasser (ca. 18 bis 24 °C) deshalb zügiges Bewegen wichtig (Auskühlungsgefahr!)
Bildung von Unterhautfettgewebe bei zu langem Aufenthalt in kühlem Wasser

**Besondere Bemerkungen:**
Regelmäßiges (!!) Schwimmen ist ein guter Gesundheitsschutz

**Vorgehen/Technik:**
- vorher vorsichtiges Abkühlen bei Überhitzung
- bei Kältegefühl, Frösteln vorher heiß duschen oder sich bewegen, dann kurz kalt abkühlen
- danach sofortiges Ablegen der nassen Badekleidung
- kräftiges Trockenfrottieren
- Bewegung zur Wiedererwärmung

## Richtiges Duschen/Wechselduschen

**Anzuwenden bei (Indikationen):**
Morgenmüdigkeit (»Morgenmuffel«)
Abgeschlagenheit (nach langen Autofahrten, beruflicher Überlastung)
Infektanfälligkeit
depressiven Verstimmungszuständen
Einschlafstörungen
Kreislaufregulationsstörungen
Wärmeregulationsstörungen
erhöhtem und erniedrigtem Blutdruck

**Vorsicht bei/nicht geeignet bei (Kontraindikationen):**
bei niederem Blutdruck nicht zu heiß und nicht zu lang

**Wirkung:**
kreislaufstabilisierend
herzentlastend
vegetativ stabilisierend, entspannend
ideales Training für die Haargefäße der Haut (Kapillare)
wärmeregulierend
infektvorbeugend
nervenberuhigend
stoffwechselanregend

**Vorgehen/Technik:**
- *morgens* kurz (ca. eine bis drei Minuten), aber kräftig heiß duschen, dabei strecken und recken
- anschließend auf temperiert oder kalt drehen und herzfern beginnend abduschen:
  rechtes Bein (erst Außen-, dann Innenseite)
  linkes Bein (erst Außen-, dann Innenseite)
  rechter Arm (erst Außen-, dann Innenseite)
  linker Arm (erst Außen-, dann Innenseite)
  dann Brust, Bauch, Nacken kurz, Gesicht
- *mittags, nachmittags* kräftig heiß duschen, anschließend kalt abschrecken (Vorgehen siehe oben)
- *abends* vor dem Schlafengehen nicht zu lang und nicht zu heiß duschen, anschließend kühl, nicht zu kalt (Vorgehen siehe oben)
- man muß sich anschließend wohl und warm fühlen
- Einfetten bei zu trockener Haut (Creme, Öl)
- Zehenzwischenräume gut abtrocknen (Pilzgefahr!)

**Besondere Bemerkungen:**
Für »Einsteiger« der häufigste Kontakt mit Wasser, sozusagen für den Kneippianer in »Lauerstellung«

Tägliches Einseifen vermeiden, jedoch tägliche Sonderbehandlung für:

Achselhöhle, Intimbereich, Füße.

Während der Kneipp-Kur genügend zeitlichen Abstand (mindestens eine halbe Stunde) zu anderen Anwendungen wahren!

## Hot Whirlpool (Heißwasser-Sprudelbad)

**Anzuwenden bei (Indikationen):**
leichteren arteriellen und venösen Durchblutungsstörungen
degenerativen Erkrankungen des Bewegungsapparates
Muskelverspannungen
nichtentzündlichem Weichteilrheumatismus
zur psychovegetativen Entspannung

**Vorsicht bei/nicht geeignet bei (Kontraindikationen):**
Sudeck Stadium I
entzündlichen Beinvenenerkrankungen
(Thrombophlebitis)

**Wirkung:**
durch Rotieren des Wassers milder mechanischer Reiz
Lockerung (Detonisierung) des Gewebes
durch die erhöhte Wassertemperatur für Herz-Kreislaufsystem relativ anstrengend
vegetativ entspannend, ausgleichend
Verbesserung des Wohlbefindens maximal bei 36 °C
Erzeugung von Mißbefinden bei ca. 40 °C (hier Abkühlung nach dem Bad empfehlenswert)

**Besondere Bemerkungen:**
Anstrengend (wegen der angenehmen Situation meist überlange Badedauer!) für Herz-Kreislauf-System.
Darf während der Kur – wenn überhaupt – nicht zusätzlich nebenbei angewendet werden, sondern muß unbedingt nach ärztlicher Rücksprache in den Kurplan mit eingebaut werden. Ist jedoch durch bessere, gezieltere und effektivere Anwendungen zu ersetzen.

**Vorgehen/Technik:**
- gute Vorreinigung, da wechselnde Patienten bei gleichem Wasser, andernfalls *erhebliche hygienische Bedenken!*
- *Badedauer:* ca. acht bis zwölf Minuten
- anschließend duschen, ruhen

# Anhang

## Welche Anwendung zu welchem Zweck?

**Anwendungsempfehlungen** – nur nach Rücksprache mit dem Arzt!

| Indikation | Anwendung | Reizstärke | Bemerkungen eig. Notizen |
|---|---|---|---|
| Abhärtung | Lichtbad | + | |
| | Luftbad | + | |
| | Trockenbürsten | ++ | |
| | Wassertreten | ++ | |
| | Tautreten | ++ | |
| | Schneegehen | ++ | |
| | Oberkörperwaschung | + | |
| | Unterkörperwaschung | + | |
| | Ganzwaschung | ++ | |
| | Güsse | +/++/+++ | |
| | Armbad kalt | + | |
| Adipositas | Lendenwickel | ++ | |
| | Kurzwickel | +++ | |
| Angina tonsillaris | Halswickel | ++ | Zusatz: Quark |
| Arthrose | Heusack | +++ | |
| Asthma bronchiale | Brustwickel warm/heiß | ++ | |
| | ansteigendes Armbad | +++ | Zusatz: Thymian, Fichtennadel |
| | Heusack Brust | +++ | |
| Blähungen | Lendenwickel | ++ | |
| | Leibauflage | +++ | |
| Blasen-entzündung | Heusack | +++ | |
| | Sitzbad warm | + | Zusatz: Haferstroh, Zinnkraut |
| | ansteigendes Fußbad | +++ | |
| Blutdruck, hoher | Dreiviertelbad | +++ | Zusatz: Melisse, Baldrian |
| | Trockenbürsten | ++ | |
| | Wechselknieguß | ++ | |
| | Wadenwickel | ++ | |

**Anwendungsempfehlungen** (Fortsetzung)

| Indikation | Anwendung | Reizstärke | Bemerkungen eig. Notizen |
|---|---|---|---|
| Blutdruck, niedriger | Trockenbürsten | ++ | |
| | Wechselarmbad | + | |
| | Wechselfußbad | + | |
| | Wechselarmguß | ++ | |
| | Wechselknieguß (abends) | ++ | |
| | Wechselschenkelguß (abends) | ++ | |
| Bronchitis | Brustwickel heiß | ++ | |
| | Heusack Brust | +++ | |
| | ansteigendes Fußbad | ++ | |
| | Kopfdampf mit Kamille | + | |
| Erkältungskrankheiten | ansteigendes Fußbad | +++ | im Anfangsstadium bei Kältegefühl, Niesen, Halskitzeln, Unwohlsein |
| | Halbbad Zusatz: Thymian | ++ | |
| | Kopfdampf mit Kamille | + | |
| Fieber | Wadenwickel | ++ | |
| | Serienwaschung | + | |
| Fitness | Lichtbad | + | |
| | Luftbad | + | |
| | Trockenbürsten | ++ | |
| | Wassertreten | ++ | |
| | Tautreten | ++ | |
| | Schneegehen | ++ | |
| | Oberkörperwaschung | + | |
| | Unterkörperwaschung | + | |
| | Ganzwaschung | ++ | |
| | Güsse | +/++/+++ | |
| | Armbad kalt | + | |
| | Wechselduschen | ++ | |
| Grippaler Infekt | ansteigendes Fußbad | ++ | Zusatz: jeweils Thymian |
| | Halbbad | ++ | |
| | Dreiviertelbad | +++ | |
| | Vollbad | +++ | |

**Anwendungsempfehlungen** (Fortsetzung)

| Indikation | Anwendung | Reizstärke | Bemerkungen eig. Notizen |
|---|---|---|---|
| Hämorrhoidalleiden | Sitzbad warm | + | Zusätze: Kamille, Eichenrinde, Zinnkraut |
| | Wechselsitzbad | +++ | |
| Kopfschmerzen, Migräne | ansteigendes Fußbad | +++ | |
| | Knieguß | | |
| | Wechselarmguß | + | |
| | Wechselarmbad | + | |
| | Nackenguß | + | |
| | Dreiviertelbad | +++ | |
| | Trockenbürsten | + | |
| Kreislaufstörungen | Wechselarmbad | + | |
| | Wechselfußbad | + | |
| | Wechselknieguß | ++ | |
| | Wechselarmguß | ++ | |
| Rheuma, entzündliches Stadium | Waschungen<br>Wickel; Zusatz: Quark<br>Güsse | + + | je entzündlicher, desto kältere Anwendungen |
| Rheuma, nicht entzündlich | Heusack | ++ | eher Wärmezufuhr |
| | warme Bäder und Teilbäder | ++/+++ | |
| Rückenschmerzen (Ischialgie, Lumbalgie, Bandscheibenleiden) | Heusack | +++ | |
| | Dampfkompresse | + | |
| | Lumbalguß | +++ | |
| | Sitzbad warm | + | Zusatz: jeweils Heublume |
| | Dreiviertelbad | +++ | |
| Schlafstörungen | | | |
| Einschlafstörungen | Halbbad, Zusatz: Melisse | ++ | Vorsicht: zu lange Badedauer (über 10 Minuten) und zu hohe Temperatur (über 38 °C) sind einschlafstörend |
| | Lendenwickel | ++ | |
| | Wassertreten | + | |
| | Unterkörperwaschung | + | |
| | nasse Strümpfe | + | |

**Anwendungsempfehlungen** (Fortsetzung)

| Indikation | Anwendung | Reizstärke | Bemerkungen eig. Notizen |
|---|---|---|---|
| Durchschlafstörungen | Unterkörperwaschung | + | auch wiederholt nachts ausführen |
| | Wechselknieguß | ++ | |
| | Wechselschenkelguß | ++ | |
| | Vollbad | +++ | |
| Sexuelle Dysfunktion | Wechselsitzbad | +++ | Zusätze: Melisse, Baldrian |
| | Halbbad kalt | ++ | |
| | Dreiviertelbad | +++ | |
| Streß (Erschöpfung) | Dreiviertelbad | +++ | Zusatz: jeweils Baldrian, Melisse Badedauer bis 10 Minuten Temperatur bis 38 °C |
| | Vollbad | +++ | |
| | Sauna | | |
| | Halbbad kalt | ++ | |
| | Wechselschenkelguß | ++ | |
| Tinnitus | ansteigendes Fußbad | +++ | Zusätze: Hopfen, Melisse, Baldrian |
| | Dreiviertelbad | +++ | |
| | Trockenbürsten | +++ | |
| | Wechselanwendungen | +−++ | |
| Vegetative Dystonie | Waschungen | + | |
| | Trockenbürsten | ++ | |
| | Wassertreten | ++ | |
| | Taulaufen | ++ | |
| | Bäder | + | Zusätze: Melisse, Baldrian, Fichtennadel |
| | Luftbad | + | |
| | Sauna | | |
| Venenleiden | kalter Schenkelguß | + | Zusätze: Roßkastanienmehl für den Wickel (mit Wasser anrühren) |
| | kalter Wickel mit Kurzliegedauer (nicht die reaktive Wiedererwärmung abwarten; kühle Kneipp-Strümpfe) | + | |

## Strickanleitung für Kneipp-Strümpfe

Wegen anhaltender Schwierigkeiten, insbesondere beim Stricken der Ferse, wurde von den Autoren für dieses Kapitel Fremdhilfe in Anspruch genommen.

**Material**
- dünnes Leinengarn, weiß oder natur
- Nadelspiel Stärke 5

**1. Bein**
- erforderliche Maschenzahl aufnehmen
- bis zur Ferse rundstricken, 2 M re, 2 M li (Länge ca. 35 bis 40 cm)

**2. Ferse**
- Maschenzahl durch zwei teilen und eine Hälfte für den Fußrükken auf Hilfsnadeln aufheben
- mit der anderen Hälfte die Ferse ca. 6 cm hochstricken
- Maschenzahl durch drei teilen, die seitlichen Maschen auf Hilfsnadeln legen
- beim Weiterstricken der mittleren Maschen jeweils eine Masche von den Hilfsnadeln mit der letzten Masche der mittleren Maschen zusammenstricken
- wenn alle Maschen der Hilfsnadeln abgestrickt sind, werden die Randmaschen der eben gestrickten Ferse auf beiden Seiten auf je eine Nadel genommen
- weiter rundstricken, gegebenenfalls nach jeder 3. Reihe je eine Masche am li und re Knöchel abnehmen bis zur erforderlichen Breite

**3. Spitze**
- an der Außen- und Innenseite nach je drei Reihen zwei Maschen zusammenstricken, bis nur noch insgesamt acht Maschen übrig sind
- diese werden auf der linken Seite abgekettet

## Einteilung der Herz-Kreislauf-Erkrankungen

**Stadien der arteriellen Durchblutungsstörungen**
(Einteilung nach Fontaine)

Stadium I: Rasche Ermüdbarkeit der Extremitäten, Kältegefühl, Kribbeln

Stadium II: Muskeldurchblutungsstörung, Wadenkrämpfe nach einer gewissen Gehstrecke, Claudicatio intermittens (= »Schaufenster«-Krankheit)

Stadium III: Ruhe- und Nachtschmerz, Hautdurchblutungsstörungen (ca. 15 Prozent der betroffenen Gliedmaßen müssen innerhalb von fünf Jahren amputiert werden!)

Stadium IV: Gewebsuntergang (Gangrän, Nekrosen): ca. 50 Prozent müssen innerhalb von fünf Jahren amputiert werden

**Sie können nur eines behalten: Ihre gut durchbluteten Gliedmaßen oder Ihre Zigaretten!**

**Schweregrade der Herzleistungsminderung**
(Einteilung der NYHA = New York Heart Association)

Grad I: bei Herzkranken, die in Ruhe und unter Belastung ohne Beschwerden sind

Grad II: bei Herzkranken, deren Leistungsfähigkeit ab einer mittelschweren körperlichen Belastung eingeschränkt ist

Grad III: bei Herzkranken, deren Leistungsfähigkeit schon bei geringen Belastungen deutlich eingeschränkt ist, die in Ruhe jedoch keine Beschwerden haben

Grad IV: bei Herzkranken, die schon unter Ruhebedingungen Beschwerden haben

## Einkaufsliste: Was Sie für die Kneipp-Therapie zu Hause benötigen

- Bade-, Wickelzusätze (Fertigbadezusätze oder kleingeschnittene Drogen wie Melisse, Rosmarin, Hopfen, Thymian usw.; Quark, Essig wenn nötig)
- Gießrohr
- Gitterrost aus Holz oder Kunststoff für Güsse, ca. 50 × 50 cm
- Fußbadewanne (für ansteigendes Fußbad eine, für Wechselfußbäder zwei)
- Armbadewanne für Wechselarmbad, wenn nicht zwei Waschbecken zur Verfügung stehen
- Badethermometer
- Wickel: jeweils ein Leintuch, ein Baumwolltuch, ein Wolltuch. Die Leintücher sollten folgende Größen haben:
  - Für Wadenwickel etwa 30 × 70 cm
  - Für Halswickel etwa 15 × 50 cm
  - Für Brustwickel etwa 40 × 190 cm

  Das Baumwolltuch muß an allen Rändern jeweils ca. 4 cm überstehen, das Wolltuch jedoch wieder kleiner sein, damit es die Haut nicht berührt.
- Waschhandschuh aus Leinen
- Körperbürste (Naturborsten; bei Venenleiden auf Bürsten der Beine ganz verzichten oder sehr weiche Bürste nehmen!)
- Heusack
- Kneipp-Strümpfe (mindestens bis Kniehöhe oder darüber)
- Wärmeflasche
- Lammfellschuhe
- Hautpflegemittel
- Kräutertees
- Aqua-Home® bietet eine Kneipp-Anlage für zu Hause und ermöglicht auf geringstem Platz alle gängigen Kneipp-Teilbäder und Güsse. Für Kneipp-Vereine, Physiotherapeuten, Kneipp-Bademeister, Sauna-Anlagen usw. auch in der Version Aqua-Prax®

Alles Benötigte können Sie auch über den Versandhandel beziehen, z. B. bei

Gesundheitsservice der Allgäu-Clinic in Hindelang
Gerberweg 6
D-87541 Hindelang

Badezusätze und Heusäcke, z. B. der Firma Kneipp, sind in Drogerien, Apotheken und Warenhäusern erhältlich.

## Die Allgäu-Clinicen stellen sich vor

In Ergänzung zur wissenschaftlichen Schulmedizin findet in der Allgäu-Clinic Bad Wörishofen/Hindelang die Behandlung auf Basis der konsequenten Kneipp-Therapie statt, jeweils ergänzt durch geeignete andere anerkannte Naturheilweisen bzw. komplementäre Verfahren.

Naturheilverfahren, ganz besonders die Kneipp-Therapie, empfehlen sich nicht nur für eng umschriebene Heilanzeigen, sondern sie berücksichtigen den ganzen Menschen mit seiner Konstitution, seinen Neben- und Vielfacherkrankungen oder seinen »Befindensstörungen«.

### Wie komme ich zu einer Kneipp-Kur?

Die Kur ist ins Gerede gekommen, weil sie vermeintlich zu viel Geld kostet. Inzwischen wurde jedoch erkannt, daß die große Gefahr besteht, am falschen Ende zu sparen. Denn nach wie vor gilt, daß eine rechtzeitig durchgeführte Kur das Ausbrechen oder das Chronifizieren einer Krankheit verhindern kann.

Die Kneipp-Kur ist ein auch schulmedizinisch anerkanntes Behandlungskonzept, das ohne die Mitarbeit des Patienten nicht auskommt. Die Besserung der körperlichen Verfassung wird jedoch regelmäßig sehr schnell spürbar, und Kneipp-Anwendungen werden als äußerst angenehm empfunden. So wird das Interesse des Patienten schnell geweckt (wenn es nicht schon von vornherein vorhanden war), an der eigenen Gesundung oder Gesunderhaltung mitzuwirken, woraus sich die hervorragenden Erfolge der Kneipp-Kur erklären. Dazu trägt nicht zuletzt aber auch das breite Spektrum von über 120 Kneipp-Anwendungen bei, aus denen – individuell für den einzelnen Patienten – die nach Reizstärke, -dauer und Wirkort geeigneten Maßnahmen zusammengestellt werden können.

Durch die Gesundheitsreformen der letzten Jahre, die auch auf dem Gebiet der Kuren massive Bremsblöcke verteilten, ging das Interesse an Kuren überschießend zurück. Oftmals sind aber die Patienten nicht ausreichend informiert und verzichten deshalb unnötig auf Kuren.

Nach wie vor werden ärztliche Leistungen und medizinisch notwendige Anwendungen bezahlt; bei stationärer Kur werden die Kosten bei entsprechender Eigenbeteiligung voll übernommen.

In letzter Zeit werden immer mehr Kurmaßnahmen auch wissenschaftlich begleitet und ausgewertet, um eine Qualitätskontrolle zu ermöglichen. Damit ist der Sinn und vor allem die Wirksamkeit einer Kurmaßnahme gut zu belegen, vor allem auch, wenn sich sorgfältige Nachbeobachtungen anschließen.

Der Weg zur Kur scheint mit Formularen und hohem verwaltungstechnischem Aufwand gepflastert zu sein, der viele, die dringend einer Kur bedürfen, ebenfalls davon abhält, eine Kur zu beantragen. Als Beispiel, wie Sie an einer Kur in den Allgäu-Clinicen Hindelang und Bad Wörishofen sowie in der Migräne-Kopfschmerzklinik kommen, soll das Schema auf der folgenden Seite dienen.

Zuerst zum Arzt, der Sie behandelt

Bitte erst Kontakt über
☎ (08247) 393–123
(Beratungsabteilung)
Vorinformation.
Dann zur Kasse.
Dort erhalten Sie Antragsformulare

**Wer übernimmt die Kosten?**

- Krankenkassen, z. B. AOK, DAK, IKK, TKK o. a.
- Beihilfestelle
- Private Krankenkasse (nur Arzt und Therapie)
- Sie selbst (fragen Sie nach günstigen Angeboten i. d. Nebensaison, und fragen Sie nach Ihren Bonustagen)

**AOK** | **LKK** | **BKK** | **IKK** | **VDAK** | **AEV** | **Knappschaft**

Ärztliches Attest (Text siehe unten), daß alle ambulanten, medikamentösen Möglichkeiten ausgeschöpft wurden und nur in der

- **Allgäu-Clinic, Hindelang**
- **Allgäu-Clinic, Bad Wörishofen**
- **Migräne-Kopfschmerzklinik für NHV**

die notwendigen Voraussetzungen für den erfolgreichen Aufenthalt gegeben sind. Anstelle der Einweisung in ein Krankenhaus.

→ Medizinischer Dienst → Bewilligung

| stationäre Kur § 111 SGB 5 | ambulante Kur | Kompaktkur |
|---|---|---|
| *Volle Kostenübernahme* Eigenbeteiligung ca. 15% | *Übernahme Arzt/Therapie* ca. 90% → jährlicher Anspruch! (sog. Badearztschein) Unterkunftszuschuß möglich (ca. alle 4 Jahre) | *Kompaktkur* Für die Indikation Migräne sind entsprechende Anträge gestellt. **Fragen Sie uns!** |

Rentenversicherung, z. B. BfA/LVA
„verschickt Sie unbeeinflußbar nach . . .“

Beihilfestelle berät Sie optimal → Amtsarzt
→ Kosteninformation/Unterkunft/Verpflegung/
Therapie/Arzt: abzüglich 15% Allgäu-Clinic
für Naturheilverfahren

Private Krankenversicherung übernimmt meist keine „Kur“, da nicht mitversichert – bitte unbedingt Telefonkontakt mit uns, da sonst keinerlei Kostenübernahme.

**Wichtig: (Tel. 08247/393-123) Wichtig!**

*Naturheilverfahren:*

Nach fachärztlicher Verordnung und unter ständiger Überwachung werden Ihnen Naturheilverfahren von qualifiziertem Fachpersonal angeboten:

- Ernährungstherapie: Entschlackungs- und Entgiftungskuren, insbesondere F. X. Mayr-Kur; Intensiv-Diätetik, Heilfasten, Vitalkost, Cuisine vitale
- Kneipp-Hydro-Thermotherapie
- Pflanzenheilkunde
- Massagen
- Lymphdrainage
- Bewegungstherapie
- Entspannungstherapie (Autogenes Training, Progressive Muskelrelaxation, Qi Gong)
- Patientenschulung, Lehrküche, Patientenseminare, Gour*med*-Kurse
- ergänzende Naturheilverfahren wie Akupunktur, Neuraltherapie, Ausgleich des Säure-Basen-Haushaltes

## Behandlung von/Heilanzeigen:

- Rheumaschmerzen, Arthritis, Arthrose, Osteoporose, Gicht, Weichteilrheumatismus
- Migräne, Kopfschmerzen, Tinnitus
- Infektanfälligkeit, Erkrankungen der Atemwege, chronische Infektionen
- allergische Erkrankungen, Asthma
- Herz- und Kreislauferkrankungen, niedriger und hoher Blutdruck, Durchblutungsstörungen der Arterien und Venen
- Erkrankungen des Lymphgefäßsystems (Lymphödem, Stauungen)
- Übergewicht, Fehl- und Mangelernährung
- Leber-, Galle-, Verdauungsstörungen, Verstopfung, Stoffwechselstörungen und deren Folgekrankheiten
- Nieren-, Blasen-, Prostataerkrankungen
- Erschöpfung, Niedergeschlagenheit, psychovegetative und psychosomatische Krankheiten, Schlafstörungen
- Hautkrankheiten wie Schuppenflechte, Follikulitis, Akne, Neurodermitis, Allergien, Rosazea
- chronische Schmerzen
- Familientherapie bei chronischen pädiatrischen Krankheiten wie Neurodermitis, Asthma, chronische Bronchitis usw.

## Machen Sie die Kneipp-Therapie zu Ihrem Beruf!

Wenn Sie an sich selbst erfahren haben, wie segensreich die Kneipp-Therapie wirken kann, möchten Sie dieses Verfahren zu Ihrem Beruf machen?

Neben der Ausbildung zum staatlich anerkannten Physiotherapeuten, zum Masseur und Medizinischen Bademeister oder zum Kneipp-Bademeister, die die Sebastian-Kneipp-Berufsfachschulen in Bad Wörishofen anbieten, stehen Interessierten zwei Zusatzausbildungen offen:

- der Fernlehrgang zum Gesundheitspädagogen,
- der Fortbildungslehrgang Kneipp-Mentor/in und Trainer/in für ganzheitliche Gesundheitsförderung.

Zum Gesundheitspädagogen kann sich ausbilden lassen, wer über eine abgeschlossene Ausbildung in sozialen, pädagogischen oder medizinischen Assistenzberufen verfügt. Der Lehrgang richtet sich auch an Angestellte von Gesundheitsämter und Kassen. Alle weiteren Personen, die sich dafür interessieren, benötigen für ihre Zulassung den Nachweis einer abgeschlossenen Übungsleiterausbildung.

Gesundheitspädagogen werden immer gefragter. Ihre Arbeitsgebiete umfassen Jugendarbeit, Kindergärten, -hort und Schulen, Stätten der Erwachsenenausbildung wie Volkshochschulen; Kurkliniken und Reha-Einrichtungen haben ebenfalls steigenden Bedarf an Gesundheitspädagogen. Auch die Zusammenarbeit eines Gesundheitspädagogen mit Freizeiteinrichtungen, Arztpraxen und Gesundheitsämtern wird in Zukunft immer häufiger nachgefragt werden. Anbieter dieser Fortbildung ist die Sebastian-Kneipp-Akademie (Adolf-Scholz-Allee 6–8, 86825 Wörishofen).

Der Lehrgang zum Kneipp-Mentor/Trainer ist eine berufsbegleitende Zusatzqualifikation für pädagogische Fachkräfte. Er erstreckt sich über ein Jahr und findet an sieben Wochenenden mit dazwischenliegenden Selbststudienphasen statt. Informationen erteilt das Kinder- und Jugendreferat des Kneipp-Bundes e.V., Adolf-Scholz-Allee 6–8, 86825 Bad Wörishofen.

Speziell für Kindergärtnerinnen ist ein Kurs gedacht unter dem Motto »Kinder von heute – Gesunde Erwachsene von morgen«. Genaueres erfahren Sie ebenfalls über die Sebastian-Kneipp-Akademie.

## Bücher, die weiterhelfen

Anemueller, H.: Vollwerternährung – aber richtig. TRIAS, Stuttgart 1991

Anemueller, H.: Gesund leben – aber wie?

Bachmann, R. M.: PraxisService Naturheilverfahren. Klassische Methoden in Bild und Text. Mit Begleitdiskette. Hippokrates, Stuttgart 1996

Bachmann, R. M.: Rheumaschmerzen natürlich behandeln. Gräfe und Unzer, München

Bachmann, R. M.: So hilft die Natur bei Migräne. Hädecke, Weil der Stadt 1996

Bachmann, R. M.: Fasten und Wohlfühlen. Hädecke, Weil der Stadt 1997

Bachmann, R. M.: Gesunder Darm – gesunder Mensch. Ernährung nach F. X. Mayr mit Anleitung für die Milch-Semmel-Kur. TRIAS, Stuttgart 1996

Bachmann, R. M.: Vitalkur für den Darm. Gräfe und Unzer, München 1996

Bachmann, R. M.: So hilft die Natur bei Venenleiden. Hädecke, Weil der Stadt

Bachmann, R. M., Saller, R. (Hrsg.): Naturheilverfahren in der Praxis, 2 Bände. Perimed, Balingen

Bachmann, R. M., Trautwein, W.: Vitalkost, Hippokrates, Stuttgart 1996

Buchinger, M.: Heilfasten ist nicht Hungern. TRIAS, Stuttgart 1996

Das, S.: Entgiften und entschlacken. TRIAS, Stuttgart 1990

Höfler, H.: Atemtherapie und Atemgymnastik. TRIAS, Stuttgart 1995

Jung, G.: Umsteigen auf Vollwertkost. TRIAS, Stuttgart 1985

Kneipp, Sebastian: Meine Wasserkur; So sollt ihr leben. Ehrenwirth, München.

Schulz, I. H.: Übungsheft für das Autogene Training. TRIAS, Stuttgart 1991

Thomas, K.: Praxis des Autogenen Trainings. Selbsthypnose nach I. H. Schulz. TRIAS, Stuttgart 1985